DU CHOLÉRA,

DU MOYEN DE S'EN PRÉSERVER

ET DE SON

TRAITEMENT SPÉCIFIQUE,

PAR

G. GRIMAUD DE CAUX.

L'Académie accorde à M. Grimaud de Caux une indemnité de quatre mille francs pour l'acte de dévouement spontané qu'il a accompli en allant à Marseille étudier le choléra au plus fort de l'épidémie. En lui accordant cet encouragement, l'Académie signale et récompense autant qu'il est en elle le courage réfléchi et l'esprit scientifique sous l'influence desquels il a accompli son œuvre.

(Séance publique annuelle du lundi 5 mars 1866.)

PARIS,

GAUTHIER-VILLARS, IMPRIMEUR-LIBRAIRE,

DU BUREAU DES LONGITUDES, DE L'ECOLE IMPÉRIALE POLYTECHNIQUE,

SUCCESSEUR DE MALLET-BACHELIER,

Quai des Augustins, 55.

—

1866

DU CHOLÉRA,

DU MOYEN DE S'EN PRÉSERVER

ET DE SON

TRAITEMENT SPÉCIFIQUE.

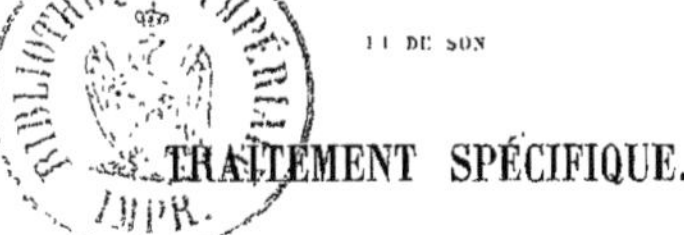

PARIS. — IMPRIMERIE DE GAUTHIER-VILLARS, SUCCESSEUR DE MALLET-BACHELIER,

Rue de Seine-Saint-Germain, 10 pres l'Institut.

DU CHOLÉRA,

DU MOYEN DE S'EN PRÉSERVER

ET DE SON

TRAITEMENT SPÉCIFIQUE,

PAR

G. GRIMAUD DE CAUX.

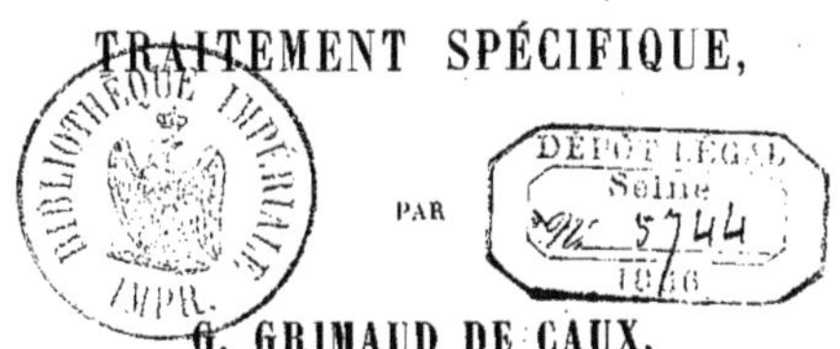

PARIS,

GAUTHIER-VILLARS, IMPRIMEUR-LIBRAIRE,

DU BUREAU DES LONGITUDES, DE L'ÉCOLE IMPÉRIALE POLYTECHNIQUE,

SUCCESSEUR DE MALLET-BACHELIER,

Quai des Augustins, 55.

—

1866

INTRODUCTION

HISTORIQUE ET CRITIQUE.

Le présent travail est un exposé systématique des études faites à Marseille pendant l'épidémie cholérique de 1865, études qui ont déjà été l'objet de six Notes succinctes présentées à l'Académie des Sciences.

Je démontre :

1° Que le choléra est transmissible ;

2° Que son principe est susceptible d'être neutralisé ;

3° Qu'il y a pour l'individu des moyens, non-seulement de s'en préserver, mais encore de s'en débarrasser dès les premières atteintes ;

4° Que des quarantaines bien instituées et bien observées sont un moyen certain de préserver les populations.

Dans l'histoire des maladies transmissibles, l'observation clinique au lit des malades n'est qu'un élément. Il en est de même de la pratique personnelle et isolée. La solution du problème doit être cherchée dans l'étude comparée des effets produits par le mal en des lieux divers et des résultats obtenus dans le traitement par la pratique générale.

Le caractère du mal se dessine avec netteté quand les symptômes démontrent partout les mêmes désordres, malgré la différence des climats, des saisons, des âges, des sexes, des tempéraments, etc. Et il en est de même pour le remède : quand, dans les essais de traitement, on voit l'action d'une même substance manifester des effets curatifs semblables et constants entre les mains des praticiens les plus variés, on en peut légitimement conclure que le moyen de guérison, le spécifique si l'on veut, n'est plus à découvrir.

Et à propos de spécifique il convient de faire cette observation : En médecine pratique et en présence de l'homme malade, il n'y a point de spécifique infaillible. Aucun remède spécifique ne guérit le mal dans tous les cas et à coup sûr, comme en chimie une base neutralise un acide. Le quinquina ne guérit pas toutes les fièvres intermittentes, le soufre toutes les maladies de la peau, l'iode toutes les affections scrofuleuses, le mercure toutes les syphilis, etc., sans exception. On a toujours à compter avec les individualités organiques, avec les tempéraments, les influences extérieures, les circonstances imprévues qui ne sont jamais les mêmes. La croyance aux spécifiques déterminés et absolus est une profonde erreur ; et cette erreur, séduisant le vulgaire, fait la fortune des charlatans. Elle donne aussi aux philanthropes, il faut bien en convenir, la confiance qu'en instituant des prix d'argent on provoquera la découverte de remèdes infaillibles. Il n'y a point, il n'y aura jamais, pour quelque maladie que ce soit, de remède infaillible. On ne peut pas toujours retrancher le mal, et il est d'un grand sens l'aphorisme d'Hippocrate, quand il dit : *Quæ ferrum..., quæ ignis non sanat insanabilia existimare oportet.*

Les libéralités des philanthropes, en médecine, doivent être entendues plus largement. Elles doivent viser à récompenser le progrès réalisé dans une direction donnée, et non imposer d'avance à une solution des conditions précises, préconçues et fondées sur de simples vues de l'esprit, trop souvent même sur des préjugés, conditions que la nature réalise toujours imparfaitement quand elle les réalise.

On ignore complétement le mode précis de transmission du principe épidémique. On sait seulement que ce principe peut passer d'un lieu dans un autre, transporté avec ou dans les individus, ou sur, ou par, ou à travers eux, peu importe le lieu de première origine.

Néanmoins, sans s'inquiéter autrement du fond des choses, on a inventé des mots et l'on a dit : il y a deux modes de transmission, la *contagion* et l'*infection*.

Eh bien! le mot *contagion* est un mot malheureux. Pendant longtemps il s'est traduit par une recommandation tacite, par un avis muet et barbare proscrivant la pitié : *Éloignez-vous, n'y touchez pas, on en meurt !*

Et en effet, jadis, pour ne pas s'éloigner, il fallait être Charles Borromée, Belzunce ou Desgenettes. Qui oserait aujourd'hui persister dans l'abstention, quand le devoir ordonne d'agir et de porter secours à celui qui souffre?

Grâce aux progrès de la science, la pratique de la charité, la pitié active, ne sont plus aujourd'hui choses dangereuses. On peut désormais, en toute sécurité, partout et toujours, se livrer aux élans de la charité la plus empressée, de la pitié la plus tendre et la plus efficace. Il suffit pour cela de quelques précautions hygiéniques fort simples observées avec ponctualité.

Il faut donc éclaircir les idées ; il faut donner aux mots leur véritable signification ; il faut détruire les préjugés que répandent les acceptions fausses. Parlez de transmissibilité, vous serez dans le vrai toujours. Ne parlez plus de contagion; bannissez ce mot funeste et de mauvais augure, né de la confusion des esprits, et dont les populations agglomérées ont été si longtemps victimes.

Quand l'épidémie vient nous menacer, le silence est pernicieux. Si vous dites tout haut la vérité, si vous invitez chacun à prendre ses précautions, voici ce qui en résulte : les valétudinaires se garent; chacun cherche son abri dans l'hygiène et la prudence. Ceux qui veulent s'en aller s'en vont : c'est un bienfait pour ceux qui restent, car si l'épidémie vient à se généraliser, ce qui n'arrive pas toujours, elle trouve moins de pâture, et l'on a plus d'espace et de facilité pour porter secours aux malheureux qui sont atteints.

Mes Notes à l'Académie des Sciences ont été l'objet de quelques contradictions que je dois éliminer avant d'entrer en matière.

M. Didiot, Médecin principal des hôpitaux militaires, a publié un opuscule in-8° de 100 pages, intitulé : *Le Choléra de Marseille en 1865* (Paris, librairie de la Médecine, de la Chirurgie et de la Pharmacie militaires. — Victor Rozier, éditeur; 1866).

Son préambule porte la date du 6 novembre 1865, date précieuse. M. Didiot observait donc à Marseille en même temps que moi.

Je faisais mes recherches au grand jour et je communiquais les faits au public au fur et à mesure qu'ils venaient à ma connaissance.

Le 29 septembre 1865, la *Gazette du Midi,* qui se publie à Marseille, contenait l'article suivant :

PREMIER CAS DE CHOLÉRA DÉMONTRANT L'ORIGINE DE L'ÉPIDÉMIE.

« Malgré la difficulté de se procurer les renseignements authentiques sur l'origine de l'épidémie de 1865 et son importation à Marseille, il est parvenu déjà, et il parviendra encore à la connaissance du public des révélations qui ne laissent et ne laisseront subsister aucun doute sur les causes qui ont amené l'introduction du fléau dans nos murs.

» Parmi les savants qui ont compris, dès le début, toute l'importance de cette question sanitaire, nous avons eu l'occasion de mentionner M. Grimaud de Caux, et de reproduire la Note qu'il a lue à l'Académie des Sciences, concernant les quarantaines et leur objet.

» Cet hygiéniste consciencieux n'a pas voulu s'en-tenir à cette première démonstration. M. Grimaud de Caux a résolu de la compléter et de la corroborer par l'étude sérieuse de l'épidémie présente. Il s'est donc rendu dans notre ville même, où il recueille depuis plusieurs semaines tous les indices, tous les faits indéniables qui ont précédé et accompagné la déclaration de l'épidémie cholérique à Marseille.

» M. Grimaud de Caux veut bien détacher de son dossier et nous communiquer l'intéressante pièce que voici :

Certificat de constatation de décès.

Le soussigné Renard (Ernest), docteur en médecine et aide-major de 1re classe au 38e régiment de ligne, certifie que le nommé El hadi El Arbi-ben-Kaddour, de la tribu de Terman, a succombé, le lundi 12 juin, à 7 heures du soir, des suites d'une *dyssenterie chronique* (âgé de 68 ans).

.Dr RENARD.

Marseille, le 13 juin 1865.

» Ce pèlerin de la Mecque, à son retour d'Alexandrie, serait-il venu par hasard mourir au fort Saint-Jean, à Marseille, du choléra indigène? Ajoutons que deux autres pèlerins, qui sont décédés pendant la traversée sur le même navire, témoignent assez de l'origine étrangère du mal.

» OLIVE. »

Et le lendemain 3o, j'adressais au même journal la Lettre suivante :

« Monsieur le Rédacteur,

» Puisque vous avez publié le certificat de décès du pèlerin Ben-Kaddour, il est utile que vous fassiez connaître aussi quelques-unes des circonstances qui s'y rapportent.

» Ben-Kaddour est arrivé avec la *Stella*, capitaine Régnier.

» La *Stella* est partie d'Alexandrie le 1ᵉʳ juin, emportant 97 passagers, dont 3o Européens et Arabes, *pèlerins algériens*, dit le manifeste.

» Dans la liste des 67 pèlerins, le 22ᵒ inscrit, El Hadji Bouzian, est signalé à la colonne des observations par les mots suivants : *décédé le 9 juin à la mer*.

» Il en est de même du 67ᵉ de la même liste : Ben-Sliman est signalé à la colonne des observations par les mêmes mots significatifs : *décédé le 9 juin en mer*.

» Et la signature du manifeste est ainsi libellée : « Marseille, le 9 juin 1865. » Régnier. »

» Quant à El Hadji el Arbi-Ben-Kaddour, inscrit le 8ᵉ sur la liste des pèlerins, il n'est signalé dans le manifeste par aucune observation. Il était donc en vie à l'arrivée du bâtiment, et il est mort à peine entré au fort Saint-Jean, le lundi 12 juin, à 7 heures du soir.

» M. le docteur Renard, qui a signé le certificat de décès de Ben-Kaddour, avait été appelé par le commandant du fort Saint-Jean, M. le capitaine Dol. Le pèlerin était mort quand M. l'aide-major est arrivé. Deux voltigeurs du 38ᵉ de ligne ont porté le certificat de décès et fait la déclaration à la Mairie, où l'acte civil est inscrit sous le nᵒ 1287, registre nᵒ 3.

» Quant aux causes de la mort, M. le docteur Renard m'a dit s'en être rapporté au témoignage des compagnons de Ben-Kaddour; ceux-ci lui ont affirmé que, depuis quelques jours, Ben-Kaddour avait la dyssenterie.

» Tout commentaire est inutile. Chacun peut tirer de ce fait les conséquences naturelles qui en découlent. Le registre de bord de la *Stella* fournirait des renseignements précis concernant le voyage en mer.

(x)

» Je vous prie, Monsieur le Rédacteur, d'agréer l'expression de ma considération
la plus distinguée.

» GRIMAUD DE CAUX.

» Marseille, le 29 septembre 1865. »

Le 8 octobre, enfin, j'écrivais au même journal une troisième et
dernière Lettre ainsi conçue :

« Dimanche, le 8 octobre 1865.

» Monsieur le Rédacteur,

» Dans la *Gazette du Midi* du 30 septembre dernier, vous avez publié les détails
que je vous ai transmis, concernant les pèlerins de la *Stella*. Je terminais ainsi ma
lettre : « Le registre de bord de la *Stella* fournirait des renseignements précis con-
» cernant le voyage en mer. »

» Ignorant où se trouve aujourd'hui ce registre, je n'avais que le moyen indirect
de la publicité pour demander aux personnes qui le possèdent de vouloir bien me
le communiquer.

» J'y aurais cherché les incidents du voyage :

» A quelle hauteur les pèlerins ont été jetés à la mer le 9 juin, et dans quelles
circonstances ;

» En admettant qu'il y avait un médecin à bord, quelles observations il a faites;
quels ont été, pendant la traversée, les incidents qu'il a notés ; quelles étaient les
conditions hygiéniques du navire, etc., etc.

» Cette année, l'invasion de Marseille par le choléra tend à faire envisager cette
maladie sous un nouveau jour (1). Pour préciser toutes les circonstances de cette invasion, je me suis livré aux recherches les plus longues et les plus minutieuses, et je
remercie publiquement ici les personnes auxquelles j'ai pu m'adresser, de l'accueil
bienveillant dont elles m'ont honoré.

» Le fait le plus grave, à coup sûr, est celui du transport des 67 pèlerins
venant de la Mecque par Djedda et Alexandrie, et dont 3 sont morts pendant le
trajet d'Alexandrie au fort Saint-Jean de Marseille. Tous les détails que j'ai recueillis me confirment dans la pensée que le choléra faisait partie du bagage de ces
pèlerins.

---

(1) Le numéro du 15 septembre du journal *l'Isthme de Suez* était parvenu à Marseille avec les
Rapports imprimés des médecins de l'isthme. On y lisait des dates significatives concernant le
choléra d'Égypte et sa filiation, notamment l'indication d'un cas reconnu, en chemin de fer, *le
22 mai*, dans le convoi de pèlerins arrivant sur Alexandrie. Or la *Stella*, partie d'Alexandrie le
1er juin, avait pris 67 passagers pour Marseille parmi les pèlerins de ce convoi, et la *Stella* avait
eu des morts en mer, des morts par suite de dérangement d'entrailles qualifié de *chronique*
(diarrhée ou dyssenterie, les deux maladies ont été accusées).

(xi)

» Le commandant du fort Saint-Jean, M. le capitaine Dol, les a reçus dans l'après-midi du 12 juin. « *Il y en avait de bien malades, les yeux cernés et* » *creux.* » Je cite ses expressions. Ils avaient avec eux un bagage considérable, chacun traînant avec lui ses provisions de bouche pour tout le voyage, ses ustensiles particuliers et ses effets de campement.

» Ils ont été logés sous des tentes dans la batterie basse qui regarde l'entrée du port ; ils répandaient une odeur insupportable. Cette odeur a infecté, pendant plusieurs jours, le long couloir qui conduit à la poterne de la batterie et qui est creusé dans le roc. Ils ont passé là une seule nuit. On leur a fait reprendre la mer le plus tôt possible sur un même navire, à l'exception de quelques uns d'entre eux qui avaient une destination autre qu'Alger. Ces derniers sont partis plus tard, trois jours après, et, dans cet espace de temps, ils se sont promenés et mêlés à la population des vieux quartiers.

» Quels navires les ont transportés les uns et les autres, je l'ignore, et m'en suis informé vainement.

» Il importerait néanmoins, dans les circonstances présentes, de savoir ce que sont devenus les 64 pèlerins réembarqués. On peut supposer que plus d'un n'a pas revu son pays, et voici sur quoi je fonde ma supposition.

» Il y avait parmi eux une femme inscrite au n° 19 du manifeste, sous le nom de Fatma Ben el Hadji. Elle est restée constamment voilée et respectée de ses coreligionnaires. Quand la colonne s'ébranla pour aller à bord, on fit approcher de l'entrée du port deux voitures couvertes, dont une attelée de deux chevaux. On y fit monter, en même temps que la pèlerine, plusieurs Arabes *qui ne pouvaient plus se traîner*, et qui n'ont pas tardé probablement à aller, comme Ben-Kaddour, jouir, dans le paradis de Mahomet, du sort destiné par le Prophète aux élus qui vont visiter son tombeau.

» La colonne alla tout le long du quai de la Joliette, depuis le fort jusqu'au lieu d'embarquement, en face de la maison Mirès. Elle parcourut ainsi un espace de plus d'un kilomètre, exhalant dans l'air, en face de ces vieux quartiers où devaient, quelques jours après, se manifester les premières atteintes de l'invasion, ces mêmes miasmes dont la batterie basse et le couloir de la poterne restèrent infectés pendant plusieurs jours.

» Telles sont les circonstances relatives aux pèlerins, et que je regarde comme capitales.

» Mais les 67 pèlerins ne sont pas les seuls passagers que la *Stella* a amenés d'Alexandrie ; il y avait aussi des Européens au nombre de 30. Que sont-ils devenus ? Ils se sont dispersés sur le continent, sans aucun doute, et dans toutes les directions.

» Le plus grave intérêt s'attache à cette question ; il est à désirer qu'on en comprenne bien l'importance. Marseille est la grande porte d'entrée des provenances d'Orient ; et l'Orient, avec son fanatisme qui le rend indifférent et même hostile à

b..

tout esprit de conservation, et par conséquent d'hygiène, produit des pestes de diverse sorte. S'il est démontré que ces pestes ou leurs germes font partie de ces provenances, par un intermédiaire quelconque, être vivant ou marchandise, la conclusion naturelle sera qu'il faut employer tous les moyens en notre puissance pour
fermer la porte à ces provenances, exposant directement la France et l'étranger à
des dangers certains.

» Ma recherche, on le voit, n'est point indiscrète... Que sont devenus, je le
répète, les 30 passagers européens qui ont été débarqués de la *Stella* ?

» ....Je fais un appel de conscience à tous ces passagers. Ils ont traversé Marseille; je désire vivement que la tombe ne se soit ouverte pour aucun d'eux.

» Je vous prie d'agréer, etc.

» GRIMAUD DE CAUX. »

C'était le moment ou jamais de me contredire. M. Didiot, étant sur
les lieux, pouvait aller comme moi aux sources, et, à l'aide du docteur Renard et du capitaine Dol, par exemple, discuter la valeur
de mes assertions concernant les pèlerins arabes.

On peut reprocher à M. le Médecin principal une pareille obsti-
nation dans le silence, surtout quand il croyait avoir en main la preuve
que les faits avancés par moi étaient *erronés* et que l'*interprétation*
que je leur avais fait subir était même *complétement forcée.*

Personne n'a contesté la sincérité de mes études. A Marseille même,
on en a préjugé la valeur, et la *Gazette du Midi* a salué mon départ
dans les termes suivants, dont la bienveillance n'a point été amoindrie,
tant s'en faut, par la plus haute compétence scientifique.

Au milieu des imputations insolites que cette bienveillance m'a
attirées, il doit m'être permis de consigner ici une citation de cette
nature :

« M. Grimaud de Caux est parti ce matin pour Paris, après un séjour de plus
d'un mois dans notre ville. On sait que son voyage avait principalement pour but
d'étudier, sur les lieux mêmes, les faits relatifs à l'invasion de l'épidémie cholérique, et d'en déduire les conséquences incontestables. M. Grimaud de Caux s'est
donc livré aux investigations les plus complètes et les plus minutieuses. Il a procédé
de manière à ne laisser dans l'ombre aucun point essentiel à connaître. Ainsi il a
établi, pièces en main, que la facilité avec laquelle les arrivages de l'Orient ont été
admis a causé tout le mal. *Ce n'est pas sur des rumeurs qu'il eût été facile de dé-
mentir, ce n'est pas sur des appréciations qu'il eût été aisé de contester,* que

repose cette étude si intéressante. M. Grimaud ne s'est pas contenté, en effet, d'entendre citer tel décès caractéristique pour en faire l'objet d'une mention spéciale ; il prenait toutes ses informations à la source même des nouvelles, et ce n'était qu'après avoir été mis en mesure d'en contrôler la parfaite authenticité qu'il les joignait à son dossier. Tous les bruits, malgré leur consistance, étaient rigoureusement exclus quand il n'avait pu en obtenir la preuve formelle.

» On comprend tout le prix que le monde savant devra attacher à des Notes si consciencieusement préparées.

» On ne saurait trop remercier M. Grimaud de Caux pour le dévouement qu'il a déployé dans cette circonstance; il a rendu service à la science et à l'humanité ; il a montré aux Gouvernements le danger de l'application de certaines théories et la nécessité de ne négliger aucune des mesures que réclame la protection de la santé publique.

» H. Olive. »

(Gazette du Midi du 14 octobre 1865.)

L'opuscule de M. Didiot contient deux Parties, précédées d'un Préambule dans lequel l'auteur, rappelant ses observations de choléra épidémique à Saïgon et à Mytho, regrette que ses nombreuses préoccupations de service et ses déplacements continus l'aient mis dans l'impossibilité de recueillir des observations météorologiques suivies. Il exprime un tel regret, et néanmoins il affirme qu'à l'aide de simples notes sur la température, les vents et les météores électriques, il lui a été « donné de formuler sommairement, mais avec conviction, une » appréciation des causes essentielles qui président au développement » du choléra sous forme épidémique. »

La climatologie de Marseille et la topographie des casernes sont l'objet de la *première Partie*. Ici il ne s'agit plus de simples notes sur la température, les vents et les météores électriques de Saïgon et de Mytho. M. Didiot a eu la bonne fortune d'utiliser le concours d'un observateur d'une grande autorité à ses yeux, puisqu'il en cite le nom jusqu'à dix-sept fois en vingt-huit pages. Il doit à ce concours d'avoir pu imaginer une constitution atmosphérique et médicale telle, « que » le génie cholérique, dit-il, n'a pu qu'être fécondé (p. 30). »

Mais quoi? Il faut que les mots représentent des idées. Évidemment, si le génie cholérique ne rencontre pas une constitution déterminée, c'est-à-dire son milieu, il n'y a point pour le choléra de fécondation possible. On déclare donc que le choléra est toujours le résultat d'un génie cholérique venant se mêler à une constitution atmosphérique donnée. Mais, et c'était ici la chose essentielle, que faut-il entendre par *génie cholérique* et d'où vient ce génie? Avons-nous affaire à un *quid* venant du dehors, ou bien faut-il attribuer ce *quid* à une apparition spontanée? Là-dessus M. Didiot ne nous apprend rien.

Dans la *seconde Partie* de son opuscule, M. Didiot s'attache à démontrer mes erreurs et mes interprétations forcées (p. 72). A la vérité, il confesse que l'opinion qu'il soutient est celle de la minorité (p. 83); et un pareil aveu ne blesse personne. Mais en même temps il déplore, avec une amertume à laquelle il associe nominalement deux honorables confrères, MM. les docteurs Guès et Maurin, il déplore d'avoir « lu et entendu les VIRULENTES ACCUSATIONS portées, » même par des médecins, contre *l'Administration et le Gouverne-* » *ment,* aux erreurs desquels on aurait, dit-il, voulu attribuer les » malheurs qui ont frappé la population de Marseille » (p. 84).

Même par des médecins! L'affirmation est grave. M. Didiot n'a pas considéré qu'à Marseille on connaît tous les médecins, et que ceux dont il a pu lire les écrits ne sont pas assez nombreux pour qu'il soit impossible de les désigner par leur nom.

La conclusion de cette deuxième Partie, et de tout le travail de M. Didiot, est assez curieuse. Le développement de l'épidémie est le résultat de la constitution atmosphérique, et les faits avancés pour prouver l'importation sont inexacts ou ont reçu une interprétation forcée, « comme il sera démontré par une enquête officielle. »

Qu'est-ce à dire? Rien n'est donc démontré suffisamment, puisqu'on en appelle à une enquête officielle qui n'aura jamais lieu, on le sait fort bien?

Quand je demande à M. Didiot où sont mes erreurs, il me répond : Le 6 juin, un camionneur du chemin de fer a été frappé d'une attaque de *choléra algide dont il a guéri;* et le 9 juin il y eut un décès cholérique à l'église Saint-Laurent. Or le 9 juin, et à plus forte raison le

6 juin, les pèlerins arabes n'étaient point arrivés. Le raisonnement est sans réplique, si l'on a eu affaire à de véritables cas de choléra. Examinons.

Pour le fait du camionneur, M. Didiot invoque deux témoignages : celui du docteur Honoraty, qui est mort d'un vrai choléra pendant mon séjour à Marseille, et celui du docteur de la Souchère, qui vit encore.

M. Didiot ne s'est pas aperçu que la circonstance était personnelle et d'une gravité toute spéciale; qu'il fallait ici une véritable observation, une observation complète, avec tous les éléments qui la constituent. Il y avait nécessité, non pas seulement pour la science, mais encore pour la convenance et le respect qu'un observateur sérieux se doit à lui-même, surtout quand il veut imputer à autrui des erreurs et des interprétations forcées. En pareil cas, la preuve d'une assertion doit être convaincante, démonstrative, authentique, incontestable, concluante, matérielle et morale enfin. Il ne suffit pas d'un *on dit*. *Un choléra algide suivi de guérison* et au début d'une invasion épidémique encore! Quand nous aurons cette histoire dans tous ses détails, nous saurons qu'en penser, et s'il faut enregistrer le cas dans la science à titre de choléra asiatique ou de simple affection intestinale grave, comme il y en a tant dans le Midi quand viennent les chaleurs, quand commence la saison des fruits.

Pour le cas du 9 juin, M. Didiot en dit moins encore. Il affirme tout simplement, se contentant de mettre en note au bas de la page 49 ces mots : « *Registre des décès de l'église (renseignement communiqué par M. le professeur Ch. Guès).* »

Ainsi M. Guès, médecin, n'a pas fourni à M. Didiot une observation médicale, il lui a donné un simple renseignement!... En vérité, peut-on pousser plus loin le mépris de l'esprit de recherche? M. Guès a indiqué à M. Didiot le registre des décès de l'église Saint-Laurent, et M. Didiot s'est contenté de l'indication. Mais qu'y a-t-il d'écrit sur ce registre, et quel est l'auteur de la rédaction? Est-ce M. le curé ou M. le vicaire? J'affirme que ce n'est pas un médecin. Pas plus à Marseille qu'à Paris, les médecins n'ont l'habitude de fréquenter les sacristies ; et puis, à la date dont il s'agit, un médecin n'aurait pas pu prononcer le mot de choléra.

Non, ce n'est pas là de la science : et je comprends que M. Didiot n'ait pas relevé, ce qu'il appelle mes *erreurs*, à Marseille même, quand je m'empressais de les publier pour provoquer la contradiction, et par la contradiction une vraie lumière. N'était-ce donc pas le cas? Les événements venaient de se passer ; je me trouvais sur place, et il était si facile de nous rencontrer pour le plus grand bien de l'humanité et de la science, qui, j'ai le droit de le dire, au mois de septembre et d'octobre, étaient bien le mobile unique de mon séjour à Marseille.

Les éléments que M. Didiot présente n'ont aucune signification. Ne fallait-il donc pas des raisons plus puissantes pour se croire obligé de blâmer des confrères avec excès, et pour venir dire à un homme sérieux qui a fait ses preuves, qui sait ce que c'est que l'étude : Vous avez présenté à l'Académie des Sciences des faits *erronés*, et vous avez fait accepter au premier corps savant du monde *une interprétation forcée?*

Dans le Mémoire qu'il a lu à l'Académie de Médecine, le 3 avril 1866, M. Cazalas adopte les assertions de M. Didiot concernant l'origine de l'épidémie marseillaise. Mais, il faut le dire, il n'y a rien à changer au jugement sommaire qui a été porté de ce travail de statistique topographique, dans l'*Union médicale* du 5 avril 1865, par la plume loyale, sensée et parfaitement indépendante et indulgente du docteur Maximin Legrand (1).

---

(1) Les versions de MM. Didiot et Cazalas concernant les pèlerins de la *Stella* diffèrent entre elles et avec la réalité des faits tels qu'ils résultent des documents officiels. La version de M. Cazalas est même réellement compromettante pour la logique des deux médecins militaires, M. Cazalas parle en effet de *diarrhée chronique*, et il prétend après cela qu'il « n'y a pas eu un seul symptôme de choléra à bord de la *Stella*. » (Voyez *Gazette hebdomadaire de Médecine*, p. 229, n° du 13 avril 1866) Voici son récit textuel :

« La *Stella* a quitté le port d'Alexandrie le 1er juin, ayant à bord 100 passagers, dont 70 pèlerins arabes-français. Elle part avec deux patentes nettes, l'une égyptienne et l'autre fran-

Non, la science ne se fait pas avec des *on dit*. Il faut vérifier les faits avant de les y introduire : quand on admet des faits qui peuvent avoir été mal définis et même controuvés, on expose le crédit scientifique à l'amoindrissement ; car les esprits sérieux ne hasardent jamais leur conviction. D'ailleurs il y a des règles à suivre. La valeur scientifique d'un fait dépend du degré de sollicitude que l'on a mis à le contrôler, en s'assurant de la sincérité et de la clairvoyance de celui qui

---

çaise. Elle arrive le 7 à Messine, où le médecin sanitaire, *après avoir visité les malades,* lui donne aussitôt l'entrée du port. Partis le 8 de Messine, deux pèlerins meurent le 9 (par quelle latitude?...) l'un de *dyssenterie chronique,* et l'autre, âgé de soixante-quinze ans, était atteint d'une affection cancéreuse. Les deux cadavres ont été conservés à bord pendant plus de vingt heures, et le dernier n'a été jeté à la mer que dans la soirée du 10. Le bâtiment arrive le 11 à Marseille ; les 66 pèlerins *bien portants* sont conduits dans la matinée du 12 au fort Saint-Jean ; à 3 heures, deux malades restés à bord, l'un atteint d'une fracture de jambe, et l'autre, âgé de soixante-dix ans, de *diarrhée chronique,* sont transportés au même fort. Le diarrhéique meurt à 7 heures du soir, sans avoir offert *aucun symptôme cholérique.* Pendant la traversée, affirme M. Régnier, le commandant du bâtiment, il n'y a pas eu un seul symptôme de choléra à bord de la *Stella.* »

On doit remarquer d'abord ceci : M. Cazalas parle de 66 pèlerins bien portants. Cette belle santé est contredite par le témoignage de toutes les personnes que j'ai interrogées et qui avaient vu les pèlerins, surtout par M. le Capitaine Dol, commandant du fort.

Voici maintenant ce qui résulte du document officiel dont j'ai eu connaissance :

1° Le manifeste que j'ai copié sur l'original à la Préfecture de Marseille porte l'indication nominative de 67 pèlerins algériens (pas 70) et de 30 européens : total 97 passagers, et non pas 100 passagers.

2° Sur ce manifeste, les pèlerins morts sont ainsi mentionnés dans l'ordre d'inscription :

Le 22ᵉ, El Hadji Bouzian, décédé le 9 juin à la mer ;

Le 67°, Ben-Sliman, décédé le 9 juin à la mer.

3° L'original du manifeste a ses titres de colonne imprimés. Il est plié en quatre et le quatrième feuillet manque, il a été déchiré. Au ras de la liste des noms, trèsprès de la dernière ligne, le papier manquant par la déchirure, on lit : *Marseille, le 9 juin 1865, signé* Régnier. Et le visa, au verso du troisième feuillet, est ainsi conçu : Stella *du 11 juin venant d'Alexandrie.*

MM. Cazalas et Didiot auraient dû confronter ces deux dernières dates et les faire concorder avec les faits qui ont eu lieu du 9 au 11 juin, d'après le récit qu'on vient de lire et que M. Cazalas a communiqué à l'Académie de Médecine le 3 avril 1866.

le rapporte. Il faut appliquer ici, avec plus de rigueur peut-être qu'en toute autre matière, la loi qui régit le témoignage historique. Il faut que le témoin n'ait pas été trompeur, qu'il n'ait eu aucun intérêt à l'être, et qu'il n'ait pas pu l'être; il faut enfin qu'il n'ait pas pu être trompé.

Il est encore une autre considération d'un ordre supérieur. Quand les faits ont été recueillis comme il vient d'être dit, avant d'en tirer des conclusions, il faut les réduire à leur valeur en les dégageant de l'émotion qui se manifeste toujours dans les calamités publiques ; ensuite on distingue les plus significatifs, on remonte à leur origine, on apprécie les conséquences immédiates ou éloignées, et l'on assigne à chacun son vrai caractère ; enfin on met en relief les faits dominants, car ils fournissent la clef des autres en les plaçant à leur rang dans la série des causes et des effets qui constituent le monde physique.

Sans ce travail essentiel de sélection et d'ordonnance, on prend de faux semblants pour des vérités ; on conclut du particulier au général, et les dénombrements deviennent des confusions.

Si l'on compulsait, par exemple, les documents officiels adressés par les médecins des corps de troupe au Conseil de santé, et que l'on comptât comme autant de cas de choléra les moindres dérangements d'entrailles, on arriverait ainsi à des propositions singulières. On serait amené à prétendre qu'en France toutes les garnisons se sont trouvées en 1865 « sous l'influence d'une atmosphère cholérigène, » comme on dit. Or, c'est là une conclusion qu'une saine logique n'autoriserait assurément pas, surtout en présence de l'événement.

La constitution atmosphérique de Marseille que M. Didiot invoque n'est pas de lui, ainsi qu'il a déjà été dit précédemment ; elle est d'un auteur que M. Didiot cite dix-sept fois en vingt-huit pages ; elle est, il faut toujours s'enquérir des origines, elle est de M. le docteur Sélim-Ernest Maurin, membre de l'Athénée des Arts, Sciences et Belles-Lettres de Paris, et écrivain laborieux ayant déjà fait de nombreuses publications, dont la plus importante a pour titre : *Marseille au point de vue de l'hygiène et de la statistique médicale.* C'est une compilation utile comme toutes les statistiques : l'auteur s'y montre disposé à croire que la quantité d'eau amenée par le canal de la Durance n'est pas un bien pour Marseille, et cette idée est bien à lui. D'autres auraient vu là une modification heureuse de la plus importante des trois conditions du climat d'Hippocrate, et par conséquent un brillant sujet . d'étude pour l'hygiéniste appelé à faire connaître à ses compatriotes les conséquences que cette amélioration devait entraîner dans le *victus et vestitus* de la population.

Une autre idée de M. Maurin paraîtra également originale : elle touche à un point extrêmement délicat. Marseille est une nouvelle Corinthe, où, selon M. Maurin lui-même, la Vénus vague compromet la santé publique encore plus qu'ailleurs (1).

« Pour diminuer efficacement, dit M. Maurin (*Marseille au point de vue, etc.*, p. 159-160), la contagion syphilitique, il ne suffit pas d'astreindre les filles publiques à la visite, il faudrait les parquer dans un quartier déterminé, le clore à l'aide de barrières, y laisser une seule porte d'entrée avec tourniquet, établir un médecin de garde, et soumettre à la visite les hommes qui se rendraient dans ces mauvais lieux, comme les femmes qui y seraient.... »

Pour M. Maurin, après la constitution atmosphérique, *l'absence des cabinets d'aisances dans les quartiers populeux* est une des causes principales de la *pseudo-épidémie* qui a désolé Marseille en 1865, et qu'on a prise à tort pour le choléra; il l'a même mandé à l'Aca-

---

(1) Il y a de certaines infortunées dont le sort, dit-il, « est lié directement aux spéculations de la bourse et du commerce. En cas de hausse, ou si les affaires sont bonnes, tout abonde chez elles; survient-il, par contre, une panique qui fasse baisser les fonds et ralentir le mouvement d'exportation ou d'importation, *tout à coup cinq mille* (!) *entretenues exerçant un trafic clandestin, etc.* Le commerce de ces femmes est plus dangereux encore que celui des filles publiques.... Toutes les classes de la société sont contaminées, toutes les rues infectées, et le vice le plus éhonté ne craint pas de s'afficher en plein jour, revêtant les formes les plus brillantes, les plus bizarres ou les plus dégoûtantes. » (*Marseille au point de vue de l'hygiène, etc.*, p. 157.)

démie des Sciences. Or, sa lettre était communiquée à l'Institut le lundi
11 septembre, et ce jour inaugurait la semaine où le nombre des décès
cholériques devait être le plus grand ; en effet, ce lundi même, la municipalité enregistrait 83 morts dont 53 cholériques, et le samedi suivant 92 dont 59.

Tel est l'auteur de cette constitution atmosphérique de Marseille,
empruntée par M. Didiot, laquelle devait avoir pour résultat le choléra
de 1865.

Quelle que soit la valeur des idées théoriques de M. Maurin sur la
constitution atmosphérique comme sur le reste, j'eusse mieux aimé,
je l'avoue, voir M. Didiot consulter des praticiens autorisés par une
expérience personnelle plus étendue. M. Sirus Pirondi, l'un de ces
derniers, professeur adjoint à l'École de Médecine de Marseille, a
publié, avec le concours d'un ancien interne des hôpitaux de Paris,
M. Augustin Fabre, une *Étude sommaire sur le choléra de 1865* ; et
voici ce qu'on lit, p. 35 : « Un point essentiel à établir tout d'abord,
c'est qu'en l'été de 1865 il ne régnait à Marseille aucune disposition
aux maladies du tube digestif, et en particulier aux affections cholériques. Un relevé comparatif, présenté à la Société de Médecine par
son président, M. le docteur Jubiot, prouve qu'à l'hôpital militaire
les cholérines d'été se sont montrées beaucoup plus rares cette année
qu'en 1864 ; même remarque a été faite dans la pratique civile par les
membres de la Société. »

Est-ce que la disposition à telle ou telle maladie n'est pas un
élément essentiel et le plus important dans la détermination d'une
constitution médicale ?...

Au reste, M. le Médecin principal ne paraît pas avoir compté, à
Marseille, de nombreux partisans, si on en juge par ceux qu'il remercie dans son Préambule. Il ne cite, en effet, que trois noms :
M. Maurin, M. Guès, dont il nous a fait connaître la part de concours
à la découverte du choléra de l'église Saint-Laurent, et M. le médecin aide-major Renard, « qui, dit-il, a mis à sa disposition plus d'un
fait intéressant de son observation personnelle. »

Quant à M. Cazalas, Inspecteur général du service de santé militaire, nous l'avons déjà dit, il raisonne sur l'épidémie de Marseille avec les documents de M. Didiot. M. Cazalas fait même de ses emprunts un singulier usage. « Le choléra, dit-il, était à Dellys, à Médéah, à Oran, à Mostaganem, à Saïda, à Boghar, à Blidah et à Alger, c'est-à-dire dans presque toute l'Algérie, avant le 15 août ; il est évident qu'il ne peut pas avoir été importé à Alger par des hommes arrivés du 31 août au 7 septembre. » (*Gazette hebdomadaire de médecine* du 13 avril 1866, n° 15, p. 231, 1re colonne, en bas.)

M. l'Inspecteur général du service de santé militaire oublie que les pèlerins arabes, dont j'ai les noms dans mon dossier, ont quitté Marseille du 14 au 15 juin, pour retourner chacun chez soi, c'est-à-dire pour aller se disperser dans presque toute l'Algérie. Et l'on peut bien présumer qu'en laissant à Marseille El Hadji el Arbi-Ben-Kaddour, ils ne lui ont pas abandonné, dans le tombeau, la totalité de leur bagage cholérique.

Voilà où conduit l'esprit de système.

Au reste, M. le docteur Cazalas a une manière à lui de voir les choses. Il est placé dans la condition la plus favorable pour puiser aux archives du Conseil de santé, il compulse les documents relatifs au choléra dans l'armée, et il en tire les conclusions suivantes :

« Toute la France, ou à peu près, s'est trouvée, dit-il, sous l'influence d'une atmosphère *cholérigène*. Cette influence s'est développée spontanément partout où la maladie s'est montrée ; et sa puissance a offert, selon les localités, les variétés les plus extrêmes. » Quelle singularité de langage !

Il était certainement plus naturel, et plus conforme d'ailleurs à la réalité des faits, d'admettre que les 4000 personnes arrivées d'Alexandrie à Marseille, en juin et juillet, ont porté avec elles l'élément cholérique dans toute la France où elles se sont dispersées.

C'est sous l'inspiration des mêmes idées anti-quarantenaires que M. Cazalas a parlé du choléra en Crimée. On le sait par l'intéressante relation de M. Scrive, Médecin en chef du corps expéditionnaire, le choléra a suivi l'armée dans toutes ses stations. M. Cazalas veut que l'influence cholérique se soit développée spontanément partout, et cela malgré l'aveu de M. Scrive, qui a consigné dans son résumé (p. 384) la déclaration si explicite suivante : « Le choléra n'a jamais, d'une manière absolue, existé épidémiquement en Crimée : ses invasions nombreuses ont tenu aux arrivages successifs de 250 000 soldats ; » ajoutant (p. 387) : « Le choléra a reparu à chaque arrivage de troupes nouvelles.... » (Voyez *Relation médico-chirurgicale de la campagne d'Orient,* par le docteur G. SCRIVE, Médecin en chef de l'armée d'Orient, etc. Paris, V. Masson.)

Il faut être en proie à de singulières préoccupations d'esprit pour ne pas s'apercevoir que ce sont là des faits incontestables de transport et de transmissibilité. La logique de M. Michel Lévy est bien plus saine.

« Les esprits superficiels, dit-il avec une raison invincible, se complaisent dans l'invocation des banalités traditionnelles ; les hommes de laborieuse enquête s'attachent aux faits, entreprennent les vérifications difficiles. Parcourez les nombreuses relations d'épidémies adressées à l'Académie de Médecine par une majorité de praticiens des petites villes et des campagnes : tous ceux qui ont eu, comme moi, à en opérer le dépouillement, sont frappés des indications précises qu'elles contiennent sur l'origine des premiers cas, sur leur multiplication, sur le passage de ces épidémies d'une localité à une autre.... Il nous a été donné d'assister de près aux premiers développements du choléra qui a pesé pendant plus d'une année sur notre armée d'Orient, à la formation successive de ses foyers, depuis Marseille jusque derrière Sébastopol, en passant par le Pirée et par la côte de Bulgarie.... L'importation et l'exportation ont fait le mal (MICHEL LÉVY, *Hygiène publique,* t. II, p. 481).... On n'a embarqué à Varna, pour la Crimée, que des hommes en santé ; telle a été la prudente sévérité de ce triage prescrit par le Maréchal Saint-Arnaud, qu'il a laissé derrière lui, sous ma direction médicale, environ 4000 malades et presque autant de malingres et de valétudinaires. Malgré ces pré-

cautions et ces éliminations, des cas de choléra se sont déclarés en
mer à bord de plusieurs vaisseaux, plus tard, sur la plage d'Oldfort et
sur le champ de bataille même de l'Alma : ainsi s'est opérée l'importation de cette maladie en Crimée (*Ibid.*, p. 482).»

Je ne saurais terminer cette Introduction sans dire un mot de l'accueil si bienveillant fait par l'Académie aux investigations qui constituent le fondement de ce travail.

Des études de cabinet, des expériences de laboratoire, des recherches dans un hôpital n'entraînent point de dérangement dans les
habitudes de vie de l'observateur spécial. La situation dans laquelle
je me suis trouvé est d'une nature qui se rencontre rarement. Il y a
là des conditions de travail que l'Académie pouvait apprécier en les
jugeant immédiatement et quand les faits venaient de s'accomplir,
quand il était possible de constater, avec facilité et sans crainte d'erreur, jusqu'à quel point ces conditions avaient été exceptionnelles.

Par un encouragement plein de noblesse dans son expression,
dévoilant l'élévation du sentiment et la sérénité d'esprit habituelle
aux vrais savants, l'Académie a voulu prouver que les missions volon-
taires, entreprises pour la science, étaient chose considérable à ses
yeux. C'est là un précédent d'une grande portée, plein d'avenir et
destiné à donner du courage aux studieux.

Quant aux résultats scientifiques, à l'idée que l'on donne ici du
choléra, à sa description, à la théorie émise d'après les faits, et à la
méthode de préservation et de traitement qui en est la conséquence,
l'Académie les a sagement réservés pour les juger par comparaison
et avec maturité.

DU CHOLÉRA,

DU MOYEN DE S'EN PRÉSERVER

ET DE SON

TRAITEMENT SPÉCIFIQUE.

I.

Sommaire. — Considérations préliminaires. — Exposé des faits. — Voyage de la *Stella*. — Passagers pris parmi les pèlerins arrivés de la Mecque à Alexandrie. — La patente nette. — Incubation. — Le choléra se propage d'Alexandrie dans le Delta et atteint la ligne du canal de Suez. — Topographie : centres de population. — Le choléra d'Ismaïlia venu par Bena-Lassal et Zagazig.

Mode de ces recherches. — Premier aperçu. — La maladie à Marseille dans les vieux quartiers et du côté des ports neufs. — Premier soupçon de l'influence des pèlerins de la *Stella*. — Rumeurs odieuses. — Les registres de la municipalité : certificats de décès. — Fondement de l'authenticité du fait relatif à l'Arabe Ben Kaddour. — Le manifeste de la *Stella*. — Nul fait n'est admis sans contrôle. — Résumé et conclusion.

La solution du problème posé par le choléra est dans les moyens de la médecine, surtout de l'hygiène. Les observations destinées à servir de base à cette solution ont été soumises à l'Académie des Sciences, au fur et à mesure qu'elles ont été recueillies.

Ce sont des faits, mais il ne suffit point de les avoir exposés, d'en avoir établi l'authenticité, et, si l'on peut ainsi parler, d'en avoir constaté la pertinence relative. Il s'agit aujourd'hui de les interpréter, de les circonscrire, et d'indiquer leurs limites en fixant les causes prochaines et les effets immédiats.

I

Un navire est entré dans le port de Marseille le 11 juin 1865. Il était parti d'Alexandrie le 1er. Le 7 du même mois, il avait touché Messine : l'entrée du port ne lui avait pas été refusée. Le manifeste de ce navire (la *Stella*, capitaine Régnier) mentionne 97 passagers, dont 67 pèlerins algériens venant de la Mecque et 30 européens. Le choléra était à Alexandrie quand la *Stella* en est partie. Et néanmoins la patente du navire était nette : il n'y avait là rien de contraire aux règlements sanitaires en vigueur.

Le 9 juin, la *Stella* perd deux pèlerins jetés à la mer le 10, par conséquent trois jours après avoir eu la libre pratique à Messine. L'un de ces deux pèlerins était atteint de *dyssenterie chronique* (Rapport du capitaine Régnier à l'Administration sanitaire). Un troisième pèlerin meurt le 12 juin dans le fort Saint-Jean, le lendemain du jour de l'arrivée à Marseille; et il meurt aussi d'une *dyssenterie chronique*.

Pour tous ces pèlerins passagers de la *Stella*, les antécédents de voyage étaient déplorables. Voici quels étaient ces antécédents :

Le 19 mai, un bateau à vapeur anglais venant de Djedda avait déposé sur la plage de Suez 1500 pèlerins de la Mecque : dans la traversée de la mer Rouge, ce bateau avait jeté à l'eau plusieurs morts.

Le lendemain 20 mai, à Suez, le capitaine et sa femme sont pris du choléra. Ils sont soignés par le docteur Papathéodor, médecin de la circonscription et qui, atteint plus tard lui-même, est remplacé dans son service par le docteur Salémi.

C'est ainsi que le choléra fait son entrée à Suez, en compagnie des pèlerins.

Cependant on s'empresse d'expédier les pèlerins à Alexandrie, non pas en caravane et à pied, mais par le chemin de fer. Or, le 22 mai, en route, en chemin de fer, dans le convoi même, à Damanhour, non loin d'Alexandrie, un de ces pèlerins est frappé de choléra, et c'est encore un médecin de la Compagnie du canal, le docteur Fibich, qui lui porte secours. L'accident avait lieu ainsi à Damanhour, en même temps qu'un employé de la Compagnie frappé à Suez, comme le capitaine anglais, y succombait. Ainsi, à la date du 23 mai, le choléra avait déjà frappé des victimes, à la fois à Suez et sur le chemin de fer, dans le voisinage d'Alexandrie.

Du 22 mai au 1er juin, on expédie de Suez sur Alexandrie plusieurs milliers de pèlerins que l'on fait camper sur les bords du canal de Mahmoudieh, en attendant de les embarquer « pour l'Europe ou ailleurs, » dit le Rapport officiel qui fournit ces détails.

Quand on sait qu'avec les Arabes il est très-difficile de savoir même les décès, on méconnaîtrait les conditions des choses, d'une façon plus qu'étrange, si l'on supposait que les milliers de pèlerins expédiés de Suez, du 22 mai au 1er juin, n'ont fourni à Alexandrie ou dans ses environs que le cas venu avec le premier convoi.

Le 2 juin enfin, un cas de choléra est constaté parmi les habitants d'Alexandrie ; la victime était un Égyptien travaillant au charbon, près des écluses du canal, et par conséquent au milieu du campement des pèlerins de la Mecque. On transporta ce cholérique à l'hôpital de Raz-el-Tyn dans Alexandrie. L'incubation, pour parler le langage des théories, était achevée et le milieu approprié : « c'était l'épidémie qui commençait, » dit le médecin en chef de l'isthme.

Le bateau à vapeur *la Stella*, parti d'Alexandrie le 1er juin, avait donc pris ses 67 pèlerins dans une population arabe infectée.

Quand on délivra une patente nette à la *Stella*, les autorités consulaires ignoraient l'existence de la maladie sur les bords du canal de Mahmoudieh, où le bateau à vapeur avait fait son chargement. Peut-être les consuls d'Alexandrie ignorèrent-ils encore son apparition jusqu'au 12 juin !... Car c'est seulement à cette date que le médecin en chef de l'isthme, qui connaissait le cas de Damanhour, survenu le 22 mai précédent, expédia sa circulaire aux médecins de chacune des circonscriptions du canal.

Voilà donc le choléra arrivé de Suez à Alexandrie en deux jours : il était parti le 20, il est arrivé le 22 mai.

C'est le 2 juin seulement que la maladie se communique aux habitants d'Alexandrie, et c'est « autour des quartiers où les pèlerins, venus de la Mecque, ont campé et séjourné qu'ont lieu les premiers cas et le plus grand nombre de décès. » (Rapport du docteur Companyo.)

Si l'on voulait se payer de mots, on dirait : l'incubation du mal parmi les Alexandrins a duré dix jours, du 22 mai au 2 juin. Mais pour le pèlerin qui est venu mourir à Damanhour et qui, comme ses coreligionnaires, était parti de la Mecque ?... et pour le capitaine et sa femme qui étaient partis de Djedda pour venir tomber malades à Suez ?... et pour l'ouvrier de la Compagnie foudroyé le 23 ?... et pour la masse des pèlerins qui sont tombés sur la route de la Mecque à Djedda ?... et pour tous ceux enfin, en nombre inconnu, dont les cadavres ont été jetés à l'eau pendant la traversée de la mer Rouge, de Djedda à Suez ?... combien a duré l'incubation ?

Volontiers on dirait que l'incubation n'est qu'un mot, comme la contagion, comme l'infection. Ces mots ne définissant rien, ils ne fournissent à l'esprit aucune idée précise. Ils le laissent au contraire dans le vague et dans l'obscurité. Et, il faut bien le reconnaître, ce n'est point en paraphrasant de tels mots que l'on peut rendre l'observation des faits véritablement utile à la science.

Les faits nous donnent ceci : ils constatent que le choléra a paru d'abord à la Mecque; qu'il a suivi les pèlerins à Djedda; qu'il les a accompagnés sur le bateau à vapeur faisant la traversée de Djedda à Suez; qu'il les a suivis en chemin de fer, manifestant sa présence dans le convoi à Damanhour; et enfin, qu'il s'est montré sur les bords du canal de Mahmoudieh, d'où il s'est répandu dans Alexandrie. Voilà ce que donnent les faits : il est aisé de discerner les conséquences nécessaires qui en découlent.

Le choléra qu'on dit apparu à Alexandrie le 2 juin seulement, quoiqu'il y fût depuis le 22 mai, depuis le cas de Damanhour, reste confiné parmi la population qui se trouvait dans le voisinage du campement des pèlerins, et c'est après le 12 qu'il se répand dans les autres quartiers de la ville.

Les pèlerins infectés continuent leur route; on les embarque à Alexandrie, comme on les avait embarqués à Djedda; et ils s'en vont qui à Constantinople, qui à Marseille. Et les Alexandrins qui se sont trouvés en contact avec ces pèlerins infectés, que font-ils? Ils font leurs affaires sans s'inquiéter s'ils sont contaminés ou non, soit dans leurs personnes, soit dans leurs effets. Et le choléra reprenant le chemin de fer remonte avec eux à Tantah et au Caire.

En route il prend l'embranchement de Zagazig et va sur le canal d'eau douce frapper, le 16 juin, un ouvrier employé aux terrassements des écluses de ce canal, dans la circonscription de Toussoum. « J'ai inspecté les lieux, dit le médecin en chef de l'isthme; les terrains sont secs, les baraques aérées, bien espacées : il n'existe aucune trace d'insalubrité. » (Rapport de M. Aubert-Roche.)

Mais la salubrité d'un pays démontre l'absence de toute cause locale de maladie. Le choléra de l'écluse est donc venu du dehors; il a été importé. Et, comme l'épidémie n'a pas encore fait son apparition au Caire, il faut comprendre que c'est d'Alexandrie qu'il est venu.

La remarque de M. Aubert-Roche est précieuse; et cependant, après avoir constaté que le choléra n'avait éclaté à Zagazig que le 20 juin, il s'exprime ainsi à propos de ce choléra de l'écluse : « Ce fait mérite une attention toute spéciale, dit-il; si, comme on va le voir, les premiers cas de choléra, dans les autres circonscriptions, peuvent se rattacher à d'autres cas antécédents, si, dans Alexandrie, *l'épidémie se déclare après l'arrivée des pèlerins infectés* de choléra; si à Tantah, au Caire, à Zagazig, on suit la trace de la maladie;

ici on ne trouve rien. Le premier cas de choléra a lieu sans qu'on puisse indiquer une filiation quelle qu'elle soit. » (*Ibid.*)

Il n'est pas nécessaire de demander d'où venaient à l'ouvrier ses provisions; car la filiation est précisément signalée dans le Rapport sur le choléra d'Ismaïlia fait par le docteur Louis Companyo, chef du service de santé de la circonscription. « Le choléra, dit-il, avait éclaté à Zagazig; le 20 est la date officielle donnée par l'autorité pour l'invasion de la ligne du canal par le choléra; mais l'épidémie sévissait déjà à Zagazig depuis le 15 ou le 16; le fléau était à nos portes, et déjà le docteur Ibrahim me disait confidentiellement, dans une lettre, qu'il venait de constater le décès d'une femme à Tell-el-Kébir par le choléra; que cette femme arrivait d'un marché qui avait eu lieu dans un village situé à quelques kilomètres de Zagazig. »

Quoi qu'il en soit, à partir de ce jour, le choléra est sur la ligne du canal maritime. Le docteur Zuridi est emporté, et la terreur fait déserter les campements. « Nous jugeâmes prudent, dit le médecin en chef, devant l'effet moral produit par cette mort, de faire évacuer momentanément le chantier. »

Ce choléra de l'isthme a toute la valeur démonstrative d'une expérience de laboratoire bien réussie. Quel laboratoire, en effet, mieux approprié pour une telle expérience que cette partie de l'Égypte avec son désert isolant, son chemin de fer unique, son canal d'eau douce et son canal maritime, tous les deux en plein désert; et enfin ses agglomérations de travailleurs confinés dans des circonscriptions forcément et très-nettement limitées !

Là, rien ne vient à la traverse pour dérouter l'observateur, en le forçant, pour ainsi dire, à multiplier les hypothèses; on peut suivre le fléau pas à pas. En y regardant avec attention, partout où il se montre, on découvre d'où il vient; presque toujours on pourrait dire qui l'a apporté.

Voyez les faits d'Ismaïlia : « Les fuyards de Zagazig, dit le docteur Companyo, Grecs et Italiens, avaient encombré l'hôtel des Voyageurs et les auberges du quartier des marchands européens et du village grec. C'est dans le voisinage des transports et des maisons signalés comme offrant les premiers cas de choléra que les arrivages ont lieu; c'est dans les environs du lieu des arrivages et dans tous les quartiers où se sont répandus et logés les immigrants que le choléra débute.... » (*Ibid.*)

Que peut-on dire de plus positif, de plus catégorique et de plus concluant ?

Interrogeons maintenant la topographie.

Alexandrie se relie au Nil, à la hauteur de Foueh, par le canal de Mahmoudieh. C'est par le Nil que l'on communiquait avec le Caire, avant l'établissement du chemin de fer.

Le canal Mahmoudieh, en partant d'Alexandrie, monte à l'étroit entre le lac Madieh et le lac Maréotis. Il y a tel endroit où l'espace qui sépare les deux lacs a permis à peine l'établissement d'une berge. Le chemin de fer suit le canal jusqu'à quelques kilomètres avant d'arriver à Damanhour : c'est un peu plus bas que Chebreket, lieu célèbre dans nos annales militaires par la première rencontre de nos soldats avec les Mamelouks descendus du Caire. Damanhour confine au désert libyque; Chebreket, au contraire, est en plein Delta sur le Nil.

De Damanhour la voie ferrée se dirige sur Tantah, à deux tiers du chemin du Caire. Là, un premier embranchement de 3o kilomètres environ mène à Samanhoud sur la branche de Damiette.

A Bena–Lassal (l'ancienne Atribis), un second embranchement, tout aussi peu considérable que le premier, vient aboutir à Zagazig (l'ancienne Bubaste.)

De Bena-Lassal le chemin d'Alexandrie file droit sur le Caire, distant encore d'environ 5o kilomètres.

Dans le voisinage de la capitale de l'Égypte, un troisième et très-court embranchement, de 4 kilomètres au plus, mène à Boulaq; de façon que les convois de voyageurs, allant ou venant de Suez ou d'Alexandrie, ne touchent point immédiatement au Caire, qui s'isole ainsi de la voie du transit.

Du Caire à Suez enfin, la locomotive court en plein désert pendant 16o kilomètres.

Complétons cette topographie par celle du canal maritime.

La longueur du canal est égale, ou peu s'en faut, à celle du chemin de fer du Caire à Suez : 16o kilomètres. Sur sa ligne on compte de nombreux chantiers et quatre centres principaux de population : Suez, sur la mer Rouge; Port-Saïd, sur la Méditerranée; Ismaïlia, entre les deux, au beau milieu de la ligne, sur le lac Timsah (Thaubastum); Kantara enfin, à égale distance d'Ismaïlia et de Port-Saïd, à la pointe du lac Menzaleh que le canal maritime est destiné à traverser dans sa plus grande longueur.

De Suez à Kantara, c'est tout désert; l'homme doit tout y apporter.

Ismaïlia est située à l'embouchure du canal d'eau douce qui prend son origine au Nil, à Zagazig. Ce canal traverse la terre de Gessen, mer de sable et par conséquent désert jusqu'à Tell-el-Kébir, à 25 kilomètres de Zagazig, non loin de Belbeis (l'ancien *Vicus Judæorum*). La longueur du canal d'eau douce est de 70 kilomètres, dont par conséquent les deux tiers sont en plein désert.

Comme on le voit, Ismaïlia est le point central et principal de la ligne ; c'est déjà la capitale du canal maritime, c'est là que doivent passer et qu'arrivent tous les approvisionnements et toutes les marchandises venant d'Alexandrie ou du Caire, et, quand le canal sera achevé, de Suez ou de Port-Saïd, approvisionnements et marchandises destinés au transit ou à la consommation locale.

Au point de vue de la salubrité, rien ne peut être comparé à Ismaïlia : telle est l'opinion du médecin en chef de l'isthme. « S'il existe, affirme-t-il, une localité salubre, c'est Ismaïlia. Je défie l'hygiéniste le plus exigeant de trouver ici une cause d'insalubrité capable de fixer une épidémie ou de former un foyer. »

Port-Saïd aussi est une localité des plus salubres, quoique, d'après le même Rapport, elle ne puisse point entrer en comparaison avec Ismaïlia.

A Kantara est le *pont du Trésor*, sur le lac Menzaleh. C'est un point obligé de passage pour les voyageurs d'Égypte allant du Delta en Syrie et *vice versâ*. Pendant l'épidémie, Kantara a été traversé par 2000 émigrants d'Ismaïlia. Et néanmoins, les cholériques, qui y sont morts au nombre de 12, sont tous arrivés ou expirants ou trépassés. Aucun cas de choléra n'a pris naissance à Kantara.

Suez a livré passage à tous les pèlerins infectés ; mais comme on ne les a pas laissés séjourner, et que l'on a éloigné de leur contact les employés et les ouvriers du canal, du 23 mai au 30 juillet, la Compagnie n'a eu à déplorer que 8 morts.

La question reçoit donc de la topographie qui précède une vive lumière.

Les chantiers et les centres de population sont tous à peu près également salubres ; ils ne diffèrent entre eux, pour ainsi dire, que par des degrés de plus parfaite salubrité. Eh bien ! en considérant le point où le choléra s'est manifesté avec le plus d'intensité, le point où il a fait le plus de ravages, on voit tout de suite d'où il est venu directement.

Le choléra n'est venu ni du midi ni du nord ; il n'est pas venu par la ligne du canal maritime, il n'est pas descendu de Suez, il n'est pas remonté de Port-Saïd : il est venu de l'ouest, par le canal d'eau douce. Le premier cas, en effet, annoncé au docteur Companyo par le docteur Ibrahim, est signalé à Tell-el-Kébir, à la limite des irrigations du Nil, et par conséquent à la limite du Delta. Et le sujet frappé est une femme venant d'un marché de village situé à quelques kilomètres de Zagazig, où aboutit le deuxième embranchement du chemin de fer d'Alexandrie au Caire, l'embranchement qui s'articule à Bena-Lassal.

Telle a donc été la marche du choléra en Égypte. Il apparaît à Suez le 20 mai ; à Damanhour, près d'Alexandrie, le 22 mai ; il était dans Alexandrie le 2 juin.

Ensuite il remonte le chemin de fer, prend à Bena-Lassal l'embranchement sur Zagazig, et atteint, par Tell-el-Kébir, la ligne du canal maritime, exerçant ses plus grands ravages à Ismaïlia, localité réputée l'une des plus salubres du monde.

D'après les tableaux officiels, le choléra règne là du 16 juin au 30 juillet. Ces tableaux ne comprennent que les Européens attachés à l'isthme. Le médecin déclare, en effet, dans son Rapport, qu'il n'y est point question des Arabes, « dont il est très-difficile de connaître, dit-il, même les décès. »

Si nous revenons maintenant à Marseille, nous verrons que la destinée de la *Stella* déposant sa cargaison sur le quai de la Joliette, le 11 juin, a été la même que la destinée du bateau à vapeur anglais déposant la sienne sur le rivage de Suez, le 19 mai précédent.

Le bateau à vapeur anglais a pris ses passagers dans la population infectée de Djedda ; la *Stella*, dans le campement infecté des bords du canal de Mahmoudieh à Alexandrie. Première similitude.

Pendant la traversée, ils jettent tous les deux des morts à la mer. Deuxième similitude.

Enfin, au débarquement, l'un et l'autre déposent des mourants sur le rivage. Troisième similitude.

En présence de faits si intimement liés les uns aux autres, il n'y a pas de négation possible. Des cholériques ont été importés d'Alexandrie à Marseille par la *Stella* et les autres bâtiments, comme il en avait été importé de Djedda à Suez par le bateau anglais et les navires venus à sa suite.

Le mode de propagation de la maladie dans la ville de Marseille offre également les plus grands traits de ressemblance avec la manière dont cette propagation a eu lieu dans l'isthme de Suez.

Mais ici il faut entrer dans quelques détails circonstanciés, afin de faire apprécier le degré de crédit que les recherches présentes doivent conserver dans la science.

Dès mon arrivée à Marseille, j'ai fait connaître au public l'objet spécial qui m'y avait amené.

« Cet objet, disais-je dans la *Gazette du Midi* du 23 septembre 1865, se rapporte aux circonstances qui ont mis en fuite une partie des habitants de Marseille....

» Je viens donc recueillir des faits pour en déduire des vérités utiles; et, quoique je n'aie point de caractère officiel, comme les intérêts de la science sont les seuls qui me préoccupent, il doit m'être permis d'espérer que je trouverai partout un accueil aussi empressé que bienveillant.

» J'ai besoin d'abord de faits précis concernant l'épidémie actuelle; et je demande avec instance aux personnes qui en connaissent de vouloir bien me les communiquer.... Il me faut les faits manifestés dans les premiers temps, les faits qui remontent à la première semaine du mois de juin. »

Cette déclaration, précédée ou suivie d'une visite aux autorités supérieures, m'ouvrit toutes les portes, me permit de consulter tous les documents et me ménagea partout un accueil encourageant et véritablement sympathique.

Je reçus communication d'une foule de faits. Mais, ces faits, il fallait les réduire à leur valeur, les dégager des exagérations dont l'émotion générale pouvait les avoir affectés; il fallait distinguer les plus significatifs, assigner à chacun son véritable caractère.

De l'ensemble de mes premières recherches il résultait la conviction que le choléra s'était manifesté à Marseille bien avant le 23 juillet, date fournie par la première déclaration officielle. Déjà, cinq jours auparavant, le 18 juillet, à l'Hôtel-Dieu, deux cas graves terminés par la mort s'étaient produits dans le service du docteur Bertulus. Ce médecin, dont on ne peut méconnaître l'expérience spéciale, ni le zèle ardent, ni l'esprit d'indépendance, ni l'instruction, avait écrit au Directeur de la santé publique pour constater authentiquement ces cas : il en avait également donné connaissance à M. le Sénateur chargé de l'administration du département.

A la date du 20 septembre, l'émigration avait atteint le chiffre de 104 000 personnes, et la mortalité son maximum depuis le 16; la frayeur et l'abattement étaient peints sur tous les visages; on ne voyait dans les rues que des figures attristées et des vêtements de deuil.

A la même époque on commença à allumer de grands feux dans les rues. Ces feux produisirent deux résultats intéressants : pour le peuple, une distraction puissante démontrée par l'animation que cette sorte de spectacle produisait partout jusque bien avant dans la nuit : sous ce rapport, c'étaient de véritables *feux de joie*. Autre résultat, non moins important aux yeux de l'hygiéniste : ces feux firent brûler tous les vieux bois, les vieux chiffons, les vieilles paillasses, vraies réceptacles de vermines et foyers de mauvaises odeurs, dont on débarrassa ainsi les appartements, les boutiques et les caves des maisons.

Après avoir fouillé, non sans danger, dans tous les quartiers, visité des maisons et des rues presque entièrement vidées de leurs habitants par l'émigration ou par la mort, je n'avais encore aucun fait démontrant nettement que la maladie était bien venue du dehors. Je savais, de science certaine, une seule chose : c'est que la maladie s'était manifestée d'abord dans les vieux quartiers et dans cette partie percée de rues étroites qui fait face au fort Saint-Jean et aux ports neufs. Sous ce rapport j'avais acquis la même conviction que les docteurs Pirondi et Fabre, et la plupart des autres praticiens de Marseille.

« Pendant la première quinzaine d'août, le nombre des malades a sensiblement augmenté, mais le choléra était encore *concentré dans le voisinage des ports*, à tel point que tels praticiens qui exercent la médecine dans ces quartiers, les docteurs Cartoux et Alex. Martin, avaient vu chacun de quinze à vingt cholériques, quand la plupart des autres médecins n'en avaient pas encore soigné un seul. Tout à fait au début de l'épidémie, l'hôpital militaire avait reçu plusieurs cholérines et trois hommes rapidement enlevés par un choléra foudroyant. Tous ces malades provenaient uniquement des casernes placées à l'entrée des ports.... Un des premiers malades traité par M. Seux à l'Hôtel-Dieu fut un arracheur de dents qui était allé exercer son industrie sur les bateaux à vapeur fraîchement arrivés d'Alexandrie. Le docteur Crouzet nous a remis la note des divers cas de choléra qu'il a observés dans les mois de juillet et d'août; nous y trouvons : deux employés des docks, la femme d'un capitaine-marin, une femme dont le mari est peintre en bâtiment, une autre dont le mari est calfat, une autre enfin dont le fils travaille sur les quais, une jeune fille dont le père est batelier, etc., etc. » (*Étude sommaire sur l'importation du choléra*, par le docteur Sirus PIRONDI et le docteur Augustin FABRE. In-8°, p. 37 et 38.)

Je savais en outre, et ceci d'une manière que je pourrais dire officielle, que, sur le quai du port de la Joliette, du côté des escaliers de la Major, dans la nuit du 14 au 15 juin, on avait relevé deux cholériques.

Je savais enfin, mais d'une manière vague et sans aucun détail précis qui me permît de remonter à la source, qu'un navire avait apporté des pèlerins de la Mecque, et que plusieurs de ces pèlerins étaient morts. Les circonstances graves, manifestement exagérées, dont la rumeur publique entourait ce fait, ne me permettaient pas d'y ajouter une entière confiance. Dans les narrations qu'on en faisait à voix basse, on disait que l'autorité avait voulu cacher ces morts, qu'on les avait jetés à la mer pour ne pas avoir à les ensevelir et à inscrire leur décès dans les registres de la municipalité, afin qu'il n'en restât point de trace : rumeurs trop odieuses pour qu'elles ne fussent pas tout à fait incroyables.

Cependant le fait de deux cadavres de cholériques relevés sur l'escalier de la Major, en face de la Joliette, et le fait de la manifestation de l'épidémie dans la rue Sainte-Catherine et dans la rue des Trois-Soleils, étaient si bien liés, qu'il me semblait difficile que le décès des Arabes, si ce décès avait eu lieu réellement, n'eût pas avec eux quelque relation, peut-être même un rapport de cause à effet.

J'allai à la municipalité dépouiller les registres du mois de juin. Ceux qui s'imaginent que ces sortes de recherches sont simples et faciles n'ont qu'à tenter l'aventure. Quels que soient la complaisance des employés et le bon vouloir des administrations, il y faut consacrer beaucoup de temps et une certaine persistance éclairée.

J'ai le chiffre des décès des trente jours du mois de juin, relevé sur les bulletins. Ce n'était pas une petite besogne, puisqu'il fallut déchiffrer et compulser à trois reprises sept cent cinquante-huit chiffons de papier ficelés ensemble avec soin, mais de grandeurs comme d'écritures diverses.

Je cherchais des cas de mort par le choléra, et, naturellement, je portais mon attention exclusive sur l'indication des causes de la mort de chaque sujet; or, dans le plus grand nombre des bulletins où cette cause était mentionnée, il n'y était question que de cas dits de *mort naturelle*.

C'est là en effet une habitude des médecins marseillais. Il est prescrit de constater le genre de mort; mais tous les cas de mort à la suite d'une maladie, quelle qu'elle soit, sont dits *cas de mort naturelle*. Il n'y a que les morts violentes et provoquées qui sont spécifiées. Les médecins marseillais ont aussi une autre raison d'en agir ainsi. Ils se croient obligés de ménager les préjugés domestiques. Une personne meurt de la poitrine : ce serait fâcheux pour la famille que l'on crût qu'un de ses membres est mort poitrinaire. Il y a ainsi une quantité de maladies qui, sans avoir aucun caractère d'hérédité, n'en sont pas moins l'objet d'une réprobation populaire, obligeant de bannir la mention de tout caractère de maladie sur le billet de décès livré à domicile par le médecin qui vient constater la mort. Il y avait encore une autre raison pour qu'on ne mentionnât pas le choléra dans les bulletins de décès, surtout au mois de juin.

La difficulté était donc assez grande; cependant on m'avait tant parlé de ces pèlerins arabes, que je ne pouvais me détacher de mes bulletins.

Je pensai à la fin que les Arabes n'avaient pas un nom européen, et, né-
gligeant désormais cette recherche infructueuse des causes de mort, je re
pris les bulletins pour y lire les noms des décédés.

C'est ainsi que fut découvert l'Arabe Ben-Kaddour. Son acte de décès fait
partie de la journée du 12 juin, qui compte vingt morts.

Je ne le cache pas, je fus heureux de cette rencontre comme d'une véritable découverte.

Restait à savoir d'où venait ce Ben-Kaddour. Nous étions au 27 septembre. La déclaration de son décès avait été faite par deux voltigeurs du
38ᵉ de ligne, et le médecin qui avait signé le certificat était l'aide-major de
ce régiment, le docteur Renard. Je ne pus me rencontrer avéc lui que le
surlendemain 29.

Les renseignements du docteur Renard me font remonter au capitaine
Dol, commandant du fort Saint-Jean. Je puis voir ce dernier seulement le
2 octobre. Ils me font remonter aussi au commissariat du port, où j'ap-
prends que la *Stella,* qui a amené les pèlerins, *est aussi le navire qui a apporté
à Marseille la première nouvelle de l'existence du choléra à Alexandrie,* et aussi
qu'il est entré dans le port Napoléon à 2ʰ30ᵐ, le dimanche 11 juin, avec des
pèlerins et 732 balles de coton.

Cela me suffisait-il? Non. Je ne pouvais point borner là mes recherches.
J'avais besoin de rendre ce fait de Ben-Kaddour absolument irrécusable, et
pour cela le toucher de ma main, en quelque façon ; il me fallait, en un
mot, voir de mes yeux le nom de Ben-Kaddour inscrit sur le manifeste de
la *Stella.*

Le manifeste était à la préfecture.

Ici nouvelle recherche et nouvel incident. On compulse, sous mes yeux,
des liasses de manifestes. Il fallut feuilleter plusieurs fois le paquet du mois
de juin, du 1ᵉʳ au 12 surtout. Le document était à sa place; mais un peu de
poussière agglutinante l'avait collé au manifeste qui le précédait, et il avait
ainsi échappé plusieurs fois à la recherche.

Ce manifeste me fit faire une autre découverte : au lieu d'un pèlerin mort,
j'en avais trois maintenant, dont deux jetés à la mer le 9 juin. Je vis aussi
que ce manifeste était signé avec la mention de deux dates : la signature du
capitaine mentionnait le 9 juin, tandis que le visa d'entrée dans le port était
du 11 juin. Il ne m'importait nullement de mettre d'accord ces deux dates.

A quoi bon ces détails, si ce n'est à démontrer qu'il n'est pas toujours
facile de découvrir les circonstances capitales qui donnent aux faits leur
vrai caractère?

Dès ce moment je pus croire et affirmer que le choléra était arrivé à Marseille par la voie de mer. Et désormais nul ne peut plus y contredire. Je pus croire à tous les cas de choléra dont on m'avait parlé; je n'avais plus le droit d'en nier aucun, sans y aller voir. Je pouvais croire aux deux foudroyés de la Major, à la femme de l'ouvrier génois et à son enfant morts du choléra dans la rue Sainte-Catherine, au peintre en bâtiment atteint sur le *Mœris,* après y avoir passé la journée, etc., etc.

Cependant je me serais bien gardé d'accepter ces faits sans contrôle. Ils ne figurent point dans mes récits, parce que je ne les ai point vérifiés; ils ne m'étaient pas nécessaires. Moins rigoureux, je me serais exposé à admettre des faits controuvés.

En résumé, les allures du choléra à Marseille ont été les mêmes qu'en Égypte.

A Marseille comme en Égypte, c'est dans les environs des lieux d'arrivage que le choléra s'est manifesté tout d'abord.

A Marseille comme en Égypte, la maladie est restée confinée dans ces mêmes lieux pendant plus d'une semaine.

A Marseille comme en Égypte, les conditions de salubrité n'ont point été des conditions absolues de santé publique; elles n'ont pas produit l'immunité. Cabriès, en effet, est en petit, sur la route d'Aix à Marseille, ce qu'en Égypte est Ismaïlia sur le canal de l'isthme. Nous trouverons plus loin les faits de Cabriès.

Si en Égypte on peut suivre la diffusion du choléra mieux qu'à Marseille, c'est que dans une cité populeuse les voies sont diverses et très-multipliées. La foule va dans toutes les directions; les rencontres, les rapports, et par conséquent les contacts, sont infinis, et toute surveillance positive est impraticable; tandis qu'en Égypte, les limites du désert, la ligne du chemin de fer, les deux canaux (maritime et d'eau douce), tout est frontière, tout peut être surveillé directement et rien ne peut échapper.

II.

Il ne saurait être question ici d'ajouter une théorie de plus à celles qui ont été hasardées sur le choléra. Il doit suffire de saisir et d'étudier les conséquences qui se déduisent immédiatement des faits connus et bien observés.

Dans la question présente, ces faits sont de deux ordres : les uns sont donnés par l'observation, les autres fournis par l'expérience.

Le fait capital donné par l'observation, et auquel doit s'attacher notre étude, est circonscrit dans des limites bien déterminées ; on le définit aisément.

Ce fait, c'est le principe cholérique apparaissant à la Mecque et accompagnant les pèlerins, quelle que soit la direction qu'ils prennent au retour

Dans l'épidémie de 1865, la route de la Mecque à Djedda était tapissée de cadavres.

A Djedda on en a compté 28 000 jonchant les rues, les places, la plage.

A Souakim, en face de Djedda, sur la côte du Soudan, les morts ne se comptaient plus ; le 1ᵉʳ bataillon du 3ᵉ régiment égyptien nègre avait été emporté par le fléau.

Les Indiens, les Musulmans des Indes anglaises, les seuls qui aient un contrôle, de 11 000, ne sont revenus que 2500 sur les vaisseaux britanniques qui les avaient amenés.

Le fait, c'est ce principe délétère qui s'est montré aux yeux, est devenu palpable, pour ainsi dire, d'abord à Suez, à Damanhour, à Alexandrie, sur les bords du canal de Mahmoudieh, et qui, ensuite, traversant la Méditerranée, est venu exercer ses ravages à Marseille.

Parmi les traits essentiels qui constituent l'individualité d'un tel fait, il en est deux considérables prédominants.

1° Le principe cholérique se transmet d'un individu à un autre : il n'y a plus à le nier; il n'y a qu'à s'entendre. A quoi bon disputer sur les mots *contagion, infection, incubation* même, dont le sens n'est pas nettement défini et que chacun entend à sa manière (1)?

2° Au lieu d'épuiser son action et de perdre sa force vive dans l'individu atteint, comme le venin de la vipère, ou de s'éteindre en se consumant comme une chandelle qui brûle jusqu'au bout, le principe cholérique s'alimente dans l'organisation; il s'y développe, il s'attache à tous les individus qui peuvent lui fournir pâture; et, quand il tombe sur des populations mobiles, il se propage dans toutes les directions en émigrant avec elles.

Le principe cholérique a encore un autre caractère, mais c'est un caractère de relation.

Nulle part l'influence des localités ne se fait sentir sur la manière dont ce principe se comporte, ni touchant les phénomènes qu'il fait naître. Le choléra a la même physionomie partout, au lieu d'arrivée comme au lieu du départ; aucune circonstance de climat ou de milieu n'apporte le moindre changement dans ses allures.

Les conditions locales de salubrité ne sont jamais un obstacle à son développement (2). A Ismaïlia, l'un des lieux les plus salubres du monde, le

---

(1) « A la suite de la bataille de l'Alma, raconte M. Scrive, le choléra a reparu dans la 3ᵉ division.... Le 23 septembre, dans la première marche, vers la Belbeck, plusieurs cas nouveaux éclatent dans les corps... Le docteur Michel est foudroyé... Le Maréchal Saint-Arnaud lui-même est surpris, après le passage de la Belbeck, par une attaque de ce terrible mal, et il succombe sur le chemin de France, à bord du *Berthollet*, le 27 septembre. » (SCRIVE, *Relation de la campagne d'Orient*, p. 108.) « Le garçon d'amphithéâtre qui a procédé, dans l'hôpital de la marine française de Therapia, près Constantinople, à l'ouverture du corps du Maréchal Saint-Arnaud, mort du choléra en Crimée, a succombé, presque immédiatement après cette autopsie, à une attaque de choléra foudroyant. Ces faits sont authentiques. » (MICHEL LÉVY, *Hygiène publique*, 4ᵉ édition, p. 462.)

(2) « ... Je ne crois pas, dit le docteur Clot-Bey en parlant des divers choléras d'Égypte, que la misère, la malpropreté, aient une influence bien réelle sur le développement du choléra. On verra que je ne hasarde pas un paradoxe, quand on saura qu'en 1848 le fameux quartier juif, réputé pour le plus insalubre du Caire, n'a eu que deux ou trois cas et pas un seul mort; que des 60 jeunes filles qui étaient dans l'école d'accouchement, dont le local était on ne peut plus malsain et dont les chambres étaient encombrées de malades, pas une d'elles n'a été atteinte. Ce qui est plus extraordinaire encore, ce sont les 4000 soldats qui tenaient garnison au Caire, dispersés

choléra a été aussi meurtrier, aussi foudroyant qu'à Marseille dans la rue des *Trois-Soleils* (d'où le soleil est toujours absent, mais non l'humidité, la pourriture et la misère). Partout il a frappé comme un coup de pistolet, dont la balle tue, blesse ou estropie plus ou moins, selon que l'individu est plus ou moins bien cuirassé.

De là une conséquence immédiate. Si les conditions de salubrité locale ne sont point un obstacle à la transmission et·au développement du principe cholérique, qu'en faut-il conclure, sinon que ce principe se comporte comme un véritable germe, comme une graine, un microzoaire ou un microphyte, parfaitement transportable et susceptible de vivre à l'état latent, comme le blé récolté du temps des Pharaons, qu'il nous suffit aujourd'hui de placer en bonne terre pour le voir germer, pousser et faire épi? La conséquence est rigoureuse, la logique la commande, et l'observation ne la contredit pas.

Le principe du choléra est donc un produit organique, se développant et se multipliant dans le milieu qui lui est propre, à l'instar de tous les produits de ce genre.

Ici nous entrons dans le monde microscopique. La difficulté de l'observation n'autorise point à nier l'existence de ce monde, ni à croire que son étendue soit limitée par l'insuffisance de nos moyens d'étude. Et en réalité, les découvertes faites chaque jour dans cette direction démontrent combien il serait puéril de le penser (1).

---

dans les corps de garde où ils étaient fort peu convenablement (car ils couchaient par terre), parmi lesquels il n'y eut que 16 morts. Après cela doit-on s'étonner qu'il n'y ait rien eu dans un certain nombre de maisons qni se mettaient en quarantaine, et quand on voyait, d'ailleurs, que la maladie faisait des ravages dans les habitations qui paraissaient réunir toutes les conditions de salubrité? Ainsi, chez les sœurs du Bon-Pasteur, qui étaient bien logées et qui ne faisaient aucun excès, 3 sur 10 ont succombé. ... » (*Réflexions sur les épidémies du choléra du Caire de* 1834-40-48, par Clot-Bey, premier médecin du vice-roi d'Égypte.)

(1) Le fait le plus récent est celui des trichines qui restent dans les tissus sans donner signe de leur existence, parfaitement transportables et n'attendant, pour se développer et se multiplier. que la rencontre d'un milieu favorable.

Mais le plus curieux, sans contredit, des faits de cet ordre, acquis à la science et communiqué dans ces derniers temps (*Compte rendu* du 7 août 1865), c'est le fait de M. Davaine concernant l'anguillule de la colle ou du vinaigre.

Un fruit se détache de l'arbre; il tombe sur le sol, il se gâte : c'est-à-dire que l'anguillule du vinaigre l'attaque et s'y reproduit à l'infini. Outre les fruits qui tombent sur le sol, l'anguillule, pour vivre et se reproduire par myriades, a encore les racines sucrées que la terre renferme. Cette anguillule vit longtemps, des semaines entières, dans la terre humide, sans autre aliment. Une faculté de locomotion très-développée lui permet d'aller à la recherche des substances dont elle se nourrit.

On ignorait ces choses du temps de Buffon ; et de nos jours encore Dujardin, « très-autorisé en

« Tout ce que l'on sait sur l'histoire naturelle des maladies transmissibles (virulentes, provenant de la contagion ou de l'infection) tend à prouver
que ce sont des affections nées d'un germe dont l'origine reste cachée,
c'est-à-dire dont nous n'avons pu suivre la filiation.

» La plupart des exemples invoqués comme preuves de la réalité du développement spontané des maladies transmissibles peuvent être récusés
sommairement. Pour aucun, la preuve irrécusable de la non-intervention
d'un germe ne peut être scientifiquement donnée, et pour tous, l'identité
absolue des caractères présentés par la maladie, dans des cas dits *spontanés*,
avec ceux des cas dus positivement à la contagion, entraîne impérieusement
la notion d'une idée de cause. » (*Comptes rendus*, t. LXII, p. 1118 : *Production expérimentale de la vaccine improprement appelée* « vaccine spontanée » ; par M. A. CHAUVEAU.)

L'observation donne donc ceci. Elle démontre que le principe du choléra
est un produit organique.

La notion acquise est considérable, car, s'il en est ainsi, un tel principe
doit être neutralisé par toutes les substances auxquelles on aura reconnu la
propriété d'empêcher le développement des produits organiques.

Sous l'empire de ces idées, j'ai pu faire, à Marseille, quelques expériences
desquelles il résulterait que les substances en question ont la propriété
d'empêcher la manifestation des effets sensibles des déjections d'origine cholérique. Ces expériences ont eu pour base l'emploi du chlore combiné avec
l'acide phénique.

Il existe à Marseille un établissement qui va dans les maisons recueillir
par jour environ 5ooo tinettes. Ces vases sont vidés dans de grands bassins
(dépotoirs), où les paysans viennent remplir des tonneaux pour en répandre
le contenu au pied des oliviers et des amandiers et sur les cultures : employé
en nature, c'est, dit-on, le meilleur de tous les engrais.

Première expérience. — Dans un convoi provenant de quartiers de la
ville visités par le choléra, je pris au hasard une tinette ; je la fis vider sous

---

ces matières; » considérait les anguillules du vinaigre comme l'une des preuves les plus sérieuses
des générations spontanées.

Est-ce là un élément ou un produit de cette décomposition des péricarpes, dont le but final est
la mise en liberté de la graine?

Quelle que soit la valeur des hypothèses mises en avant, nous y voyons l'une des façons dont
se multiplient ces organismes inférieurs et probablement aussi la plupart des éléments morbides
qui constituent l'essence des maladies transmissibles.

mes yeux : elle répandait une odeur infecte, qui n'avait cependant rien d'ammoniacal. La tinette fut rincée avec le mélange désigné : toute odeur disparut immédiatement.

Deuxième expérience. — La liqueur détersive qui avait servi à rincer la tinette fut laissée au fond : au moyen de l'escope qui sert pour les tonneaux des paysans, on remplit de nouveau la tinette avec des matières d'un bassin dans lequel séjournaient, depuis plus d'un mois, des tinettes provenant de diverses maisons de la ville et même des hôpitaux et des prisons. Ces matières tombant au fond se trouvaient tamisées par le liquide détersif. Quand la tinette fut pleine, toute odeur avait disparu; on ne percevait que l'odeur de l'acide phénique.

Troisième expérience. — Nous étions au commencement d'octobre : à Marseille, la chaleur était très-forte. Je fis rincer et remplir quatre tinettes de la même façon que dans la deuxième expérience, avec le contenu du dépotoir. Je les fis exposer au midi, en plein soleil. Ces tinettes restèrent là pendant quinze jours. Au bout de ce temps, le contenu étant agité avec un bâton, aucune émanation désagréable n'indiquait qu'il s'était produit un changement moléculaire rappelant les conditions premières.

Cette troisième expérience a une valeur réelle : car le bassin de dépôt qui était tout près ne cessait pas de produire d'abondantes exhalaisons démontrant les modifications continuelles qui s'opéraient dans la masse.

Je laisse de côté toute hypothèse : je dis ce qui est constant, irrécusable, ce qui s'est passé sous mes yeux. Je ne veux pas tirer de ces essais plus qu'ils ne peuvent donner avec certitude; et voici à quoi il faut s'arrêter.

Une maladie règne en ville : elle a pour caractère principal des déjections d'une nature particulière.

Ces déjections recueillies, emmagasinées, donnent lieu à des émanations qui manifestent leur présence par leur action sur l'odorat.

En traitant ces déjections comme il vient d'être dit, les émanations présentes sont détruites, et de longtemps il ne s'en forme plus.

Évidemment il résulte de là que, si le principe de ces émanations est un germe organique, ou ce germe a été *tué* immédiatement, ou bien son développement a été empêché pendant tout le temps que l'expérience a été suivie ; ou bien, enfin, les conditions de son milieu ont été changées.

Je le répète, je ne veux pas aller plus loin que mes propres observations.

3..

Les premières études complètes sur l'acide phénique et ses applications sont l'œuvre de M. le docteur Jules Lemaire ; plusieurs des expériences auxquelles il s'est livré et qui sont très-concluantes ont été faites avec le concours de M. Cloëz et de Gratiolet. J'en rapporterai les résultats qui s'appliquent directement à mon sujet.

Un morceau de viande fraîche est placé à 2 mètres de distance d'un autre morceau de viande en putréfaction depuis un mois. Au bout de vingt-quatre heures, la viande fraîche était altérée ; tandis qu'un autre morceau de la même viande mis dans un lieu à part ne présentait qu'un commencement de dessiccation et un peu de coloration.

Dans un cabinet fermé, un autre morceau de viande fraîche fut placé à 2 mètres de la viande putréfiée et traitée par l'acide phénique, c'est-à-dire désinfectée par cet acide. Huit jours après, cette viande ne présentait aucun caractère de putridité : elle avait éprouvé un commencement de dessiccation seulement.

Ainsi le voisinage est infectant, et l'acide phénique interposé préserve. Rien n'est mieux démontré.

Mais combien dure cette propriété de désinfection ?

D'après les expériences de M. Lemaire, cette propriété serait en rapport avec la volatilisation de l'acide, d'autant plus rapide elle-même que la température est plus élevée. « Pour que l'effet soit durable, dit-il, il faut opérer en vases clos. Sans cette précaution, l'acide phénique se volatilise ; alors la matière, ayant perdu sa protection, se trouve ramenée aux conditions naturelles et fermente. »

Tels sont, donnés par M. Lemaire, les faits de l'acide phénique s'appliquant à notre sujet.

La théorie présente nécessite un milieu pour le développement des germes de la maladie. Or, vu surtout son origine, ce milieu ne peut être que de la matière organique. Il était donc naturel de penser que les chances de préservation seraient augmentées, si on combinait l'acide phénique avec le chlore ; et c'est ce qui a eu lieu en effet, au moins pour tout le temps que la troisième expérience rapportée a été suivie.

La théorie de la préservation devient donc bien simple, et voici comment elle s'établit.

Le germe du choléra est un produit organique.

Ce germe ne peut se développer que dans son milieu propre, d'origine organique nécessairement, et renfermant, par conséquent, de l'hydrogène, principe pour lequel le chlore a une affinité invincible.

Donc, si, avec l'acide phénique, on neutralise l'action du germe en le tuant ou en entravant son développement, comme le démontrent les expériences de M. Lemaire; avec le chlore, on déshydrogène le milieu qui est propre au germe, c'est-à-dire qu'on dénature ce milieu : car c'est en vertu de sa faculté déshydrogénante que le chlore désinfecte et assainit, qu'il détruit les exhalaisons putrides et les miasmes.

III.

Parmi les écrits nombreux auxquels l'étude du choléra a donné naissance, les plus utiles sont ceux des auteurs qui se sont bornés à faire de la statistique, ou à recueillir sérieusement des observations au lit du malade. Les considérations théoriques et les hypothèses exposées dans les autres ne paraissent pas avoir acquis le même crédit.

Et cependant, sans théorie, rien de solidement fondé ne peut s'élever dans le domaine de nos connaissances. Un philosophe contemporain, M. Royer-Collard, a fait de cette vérité un aphorisme qui s'applique à tout, au discours et aux faits. « A vouloir se passer de théorie, disait-il, on s'expose à ne pas savoir ce qu'on dit quand on parle et ce qu'on fait quand on agit. »

Les anciens regardaient les épidémies comme autant de manifestations de la colère des dieux. Ne pouvant s'expliquer la cause de ces grandes calamités, ils en accusaient un je ne sais quoi de divin, *quid divinum*.

Sans être mieux éclairés sur les causes prochaines des épidémies, nous sommes plus avancés que les anciens sous deux rapports.

D'un côté, nos idées sur Dieu sont nettes, et nous avons des notions claires de sa providence. D'un autre côté, l'étude plus approfondie des œuvres de la création nous a dévoilé une foule de causes qui ne sont autres que des conditions d'existence des divers êtres naturels, ou bien des résultats nécessaires des phénomènes qui se manifestent dans l'univers.

Ainsi, pour nous, le *quid divinum* des anciens est partout dans le monde ; il est la cause éloignée, la cause première de tout ce qui s'accomplit. Et quant aux causes prochaines de chaque phénomène, à ses causes efficientes, la science le vérifie chaque jour, nous savons qu'elles sont matérielles et locales, et que rien ne vient de rien. La raison et l'intelligence, ces racines de la liberté dans l'ordre de la providence, ont été données à l'homme pour qu'il puisse étudier ces causes et en admirer les puissants et merveilleux effets, ou se garantir de leur action pernicieuse, selon les nécessités de sa propre nature, s'il y a lieu.

Entrer dans le détail des hypothèses émises jusqu'à ce jour, touchant la nature du choléra, serait ici chose oiseuse. Un seul point nous importe : c'est de bien démêler les conclusions naturelles découlant des faits qui ont motivé le présent travail et lui servent de base.

Mais auparavant, il convient de détruire une erreur généralement répandue. Il n'y a pas de centre de population doué d'une immunité absolue. On cite Versailles et Lyon. Le choléra, dit-on, n'y a jamais sévi : il a passé par-dessus Lyon, et les émigrants de Paris ne l'ont pas porté à Versailles. C'est une erreur : à chaque épidémie, il y a eu des cas de choléra. En comparant ces deux villes avec les villes les plus maltraitées, on voit qu'il s'agit seulement d'une question de plus ou de moins.

A quoi tient le *moins* et à quoi tient le *plus*, dans ces circonstances ? Nul ne saurait le dire ; pas plus qu'on ne peut dire pourquoi, parmi les localités réputées les plus salubres du monde, il y en a qui ont été aussi les plus ravagées.

Le choléra de Versailles a été dernièrement l'objet d'une thèse fort intéressante de M. J. Gémin. L'auteur donne les chiffres suivants : je ne dois pas les passer sous silence.

En 1832 la mortalité cholérique a été de			61
En 1849	»	»	132
En 1854	»	»	26
En 1865	»	»	46

Tôt ou tard quelque récipiendaire aura le bon esprit de faire pour Lyon ce que M. Gémin vient de faire pour Versailles, et la vérité des faits sera démontrée.

Les symptômes du choléra sont les suivants :

Digestion. — Il y a dérangement des voies digestives.

La nutrition est interrompue; l'estomac ne fonctionne plus; le foie ne sécrète plus de bile, les reins plus d'urine; toutes les fonctions nutritives sont suspendues.

Le canal digestif n'absorbe plus rien; au contraire, il est le siége d'une colliquation générale, dans les deux sens : il y a vomissement et il y a diarrhée; le phénomène de la nutrition est renversé; s'il était permis on dirait : c'est une *dénutrition;* tous les organes se fondent, ils perdent la partie liquide qui les constitue; en quelques heures il survient un amaigrissement général; l'œil s'enfonce dans l'orbite; les pommettes deviennent saillantes; le nez s'effile; la peau n'a plus de ressort, son état de flaccidité est tel, qu'elle garde le pli quand on la pince, en quelque point que ce soit de la périphérie.

Respiration. — L'action vitale du poumon est anéantie : le sang veineux traverse les cellules pulmonaires sans s'oxygéner, l'haleine est froide, la voix cassée, le larynx n'émet que des sons imparfaits.

Circulation. — Le cœur bat, mais il ne distribue plus de sang artériel. Le sang veineux étant partout, dans les artères comme dans les veines, la peau prend une teinte bleue, il y a cyanose; et un froid général règne sur tout le corps, ce froid contrastant d'une manière horrible avec la chaleur intérieure dont le malade est consumé et que rien ne peut éteindre.

Fonctions nerveuses. — Il y a des crampes dans tous les muscles, tant de la phériphérie que des profondeurs des membres et des cavités splanchniques; les contractions douloureuses se font sentir aux membres, à la poitrine, à la tête, dans le diaphragme, etc. Les douleurs sont intolérables, générales et permanentes. Cependant le cerveau n'est point atteint, il demeure libre; l'intelligence reste entière jusqu'au dernier moment.

Tels sont les symptômes produits par le choléra épidémique, quand il vient frapper une santé parfaite, une santé résultant d'une organisation dont les fonctions sont normales, accomplies par des organes bien équilibrés, sans faiblesse native et sans lésion.

Avec une telle santé, la maladie se développe d'une façon régulière. La fonction attaquée est suspendue; et, par une conséquence directe, le reste de l'économie devient le siége de phénomènes pathologiques retentissant de proche en proche dans les organes soumis à la dépendance, soit prochaine, soit éloignée, de cette fonction. Dans un pareil état de choses, il est facile d'observer et de noter les phénomènes, parce qu'ils se déduisent les uns des autres sans perturbation, se manifestant chacun à leur tour, dans l'ordre naturel de la dépendance physiologique.

Il n'en est pas de même quand le mal prend un caractère foudroyant ou qu'il vient frapper des sujets luttant déjà contre d'autres affections. Alors les symptômes se confondent, se heurtent, se croisent, se contredisent; il devient difficile de les démêler, de les rapprocher de leurs causes immédiates, de les rapporter à leur origine et de donner à chacun sa véritable signification.

De là une confusion dans le diagnostic, et cette multitude d'observations disparates, représentant des cas particuliers, exceptionnels, dans lesquels l'observateur, étonné par un symptôme violent, estime que ce symptôme est capital, quoiqu'il soit le moins significatif. De là aussi cette infinité d'explications contradictoires qui embarrassent la science, et, s'appliquant à des côtés de la maladie, ne peuvent nous apprendre rien touchant son fond et son histoire.

Les cas où la cause du mal nouvellement introduite vient s'ajouter aux anciennes sont très-nombreux au début d'une épidémie, et les guérisons en sont d'autant plus rares. Ainsi s'expliquent les grandes mortalités qui signalent toujours la période dite *croissante,* le nombre des morts, dans une population agglomérée, se trouvant en raison inverse du nombre des individus qui jouissaient d'une santé régulière quand l'épidémie a débuté.

La nature du choléra a été diversement définie.

Pour les uns, c'est une inflammation de la membrane muqueuse des organes de la digestion. Un professeur illustre (1), membre de l'Institut, dès son début praticien célèbre, naturaliste et surtout physiologiste éminent, M. Serres, a caractérisé cette inflammation d'une manière précise. Les autopsies nombreuses qu'il a courageusement pratiquées, depuis 1832, à chaque invasion du choléra, l'avaient porté à croire que la muqueuse gastro-intestinale était le siége d'une sorte de variole interne qu'il appelle *psorentérie* et qui se manifeste par un nombre considérable de pustules sur toute l'étendue de l'intestin (2).

---

(1) En 1845, le Congrès médical de France fit à M. Serres hommage d'un cachet gravé portant pour devise : LAURI PLUS QUAM AURI.

(2) Le docteur Clot-Bey, qui a observé en Égypte sur une assez grande échelle, a été le partisan le plus déterminé de la théorie qui attribue le choléra à une gastro-entérite. Dans les autopsies nombreuses qu'il a pratiquées, il avait regardé comme des symptômes non équivoques de cette

Pour d'autres, le choléra est une névralgie gastro-intestinale.

Rochoux est celui qui s'est approché le plus de la vérité en considérant la maladie comme une névrose des organes placés sous l'influence du *grand sympathique.*

En étudiant les symptômes cholériques à ce point de vue, on est amené à reconnaître que le cadre nosologique ne contient pas de maladie plus nettement définie que le choléra. Dans le choléra, les phénomènes pathologiques s'appliquent aux phénomènes physiologiques, on dirait presque à l'instar des figures de géométrie que l'on fait coïncider pour la démonstration.

Le grand sympathique dispense aux viscères de la vie organique une sensibilité propre. En vertu de cette sensibilité, les cellules pulmonaires accomplissent le phénomène de la transformation du sang veineux en sang artériel ; le cœur pousse le sang dans les artères ; l'estomac, l'intestin, le foie, les reins, etc., exécutent les fonctions spéciales qui leur sont dévolues dans l'économie.

Ces organes intérieurs travaillent donc sous l'influence du nerf grand sympathique. Leur action est ainsi soustraite aux caprices de la volonté. Il ne fallait pas en effet que l'animal fût libre de suspendre la fabrication du chyle, la circulation du sang, l'élaboration des divers sucs vitaux, les sécrétions et les éliminations, etc., etc., comme il est libre de se mouvoir. Mais, en signalant les filets nombreux qui relient le grand sympathique à la moelle épinière, l'anatomie démontre en même temps qu'il y a un *consensus* général entre les deux systèmes et que l'offense faite à l'un ne peut pas être indifférente à l'autre.

Rapportons maintenant les phénomènes pathologiques du choléra aux fonctions du grand sympathique.

La diarrhée est le symptôme qui apparaît le premier. Elle signale le trouble des organes digestifs. Et la digestion étant la fonction capitale, ini-

---

affection l'inflammation plus ou moins violente de la muqueuse intestinale prouvée par « la rougeur, l'épaississement, la perte de consistance. » Les vomissements, les déjections alvines, les crampes, le froid, la teinte violette de la peau, l'anxiété précordiale, etc., étaient aussi pour lui des signes évidents de la gastrite. De là le traitement antiphlogistique adopté par lui ; mais sa théorie n'a point été suivie par tout le monde et lui-même dit aujourd'hui expressément : « Quant au traitement, je n'en ai point de particulier, et je n'ai pas la prétention d'en inventer. Je conseille simplement la médecine des symptômes. » (CLOT-BEY, *Réponse à M. Grimaud de Caux,* p. 19 ; in-8, Paris, Victor Masson et fils.) Le témoignage qu'il rend à l'efficacité de l'opium dès cette époque a au contraire, comme on le verra plus loin, une signification pratique très-manifeste.

tiale, régulatrice (1), toutes les fonctions organiques soumises à son empire, qui sont destinées à la seconder et qu'elle alimente, sont également troublées ; et, par le progrès du mal sur le sympathique, bientôt suspendues et abolies : ainsi du foie, ainsi des reins, etc.

L'estomac et l'intestin n'élaborent, ne transmettent plus rien ; ils rejettent tout ce qu'on leur confie, et plus que ce qu'on leur confie ; car, les nerfs de la vie organique étant partout détendus, les mailles cellulaires n'ont plus de ressort, tout est relâché ; il y a colliquation générale, tout se fond, tout devient fluide, tout s'achemine vers l'émonctoire intestinal, rien n'est contenu, rien n'est retenu.

Mais le mal continue, le poumon est envahi : les phénomènes consécutifs inévitables sont le froid et la cyanose. Et en effet l'inspiration n'imprègne plus d'oxygène le sang veineux, et l'expiration amène une vapeur froide (2) ; le cœur ne pousse plus de sang rouge dans les artères, il n'envoie plus de calorique dans la profondeur des parties, et cependant une ardeur générale intérieure dévore le patient. Ceci ne prouverait-il pas au besoin que les molécules de son corps obéissent à des combinaisons nouvelles ?

Et en effet, si l'on ne considère que l'action chimique, laquelle n'est absente nulle part dans les combinaisons de la nature, cette ardeur démontre que, dans ces combinaisons nouvelles, quoiqu'elles ne soient plus celles de la vie, il y a, d'une façon sensible pour le malade, production de chaleur dans l'intimité de ses organes.

Le système musculaire entre en scène à son tour. Il n'y a plus de *consensus;* il n'y a plus d'accord entre les nerfs moteurs et ceux de la sensibilité.

---

(1)   S'il a quelque besoin, tout le corps s'en ressent
. . . .
Chaque membre en souffrit ; les forces se perdirent.

(LA FONTAINE, liv. III, fab. II, *Les Membres et l'Estomac.*)

(2) L'air expiré par les cholériques qui n'offrent point les caractères extérieurs de l'asphyxie contient à peu près la même proportion d'oxygène que l'air expiré par des individus sains.

L'air expiré par les cholériques qui offrent les caractères extérieurs de l'asphyxie contient *notablement plus d'oxygène* que l'air expiré par des individus sains.

Dans quelques cas, l'air expiré par des cholériques asphyxiques n'a subi aucune modification dans le poumon.

Enfin la diminution ou le défaut d'absorption d'oxygène dans la respiration coïncide avec l'abaissement de la température du corps, l'altération du sang et l'imperfection ou le défaut d'hématose. [Examen comparatif de l'air expiré par des hommes sains et des cholériques, sous le rapport de l'oxygène absorbé, par RAYER, médecin à l'hopital de la Charité (*Gazette médicale de Paris*, p. 277, samedi 26 mai 1832).]

Les nerfs moteurs qui, pour les muscles, sont proprement les nerfs de la vie organique, ces nerfs ne font plus leur office, tandis que ceux de la sensibilité conservent leur énergie. Les ravages du mal se traduisent par des crampes indomptables donnant lieu aux plus atroces douleurs.

La théorie est donc fort simple. Foudroyez le grand sympathique, anéantissez son action, frappez-le de paralysie, et tous les phénomènes pathologiques du choléra qui viennent d'être décrits se produiront avec d'autant plus de netteté que le sujet sera doué d'une constitution plus normale. Car, ainsi qu'il a été dit ci-dessus, si quelque chose embarrasse l'observateur et vient apporter de la confusion dans son diagnostic, c'est surtout l'influence de maladies antérieures ayant affaibli certains organes, c'est la présence d'affections concomitantes dont les symptômes viennent se confondre, se heurter et se contredire avec les symptômes propres du choléra.

Il y a dans la langue médicale un mot pour exprimer l'action du principe cholérique sur le système nerveux du grand sympathique, et ce mot a été dit au sein de l'Académie des Sciences par M. J. Cloquet.

Le choléra consiste dans une *sidération* du système nerveux de la vie organique. Ce système est foudroyé, et, comme il tient toutes les fonctions du même ordre sous sa dépendance, ces fonctions sont suspendues immédiatement.

L'anatomie pathologique ne dit rien qui vienne contredire une telle théorie. Les autopsies n'ont révélé aucune lésion qu'on puisse attribuer en propre et avec certitude au choléra; on peut l'affirmer de la manière la plus absolue.

La sobriété dans l'induction est commandée par la rigueur scientifique. Mais, quand l'induction est bien établie, elle a toute la valeur d'une démonstration.

Dans l'étude concernant la nature du choléra, l'induction se base sur deux circonstances capitales.

D'un côté, l'invasion rapide des fonctions de la vie organique signale incontestablement l'atteinte portée au système nerveux qui tient cette vie sous sa domination, quoique la nécropsie ne montre point de traces de lésion dans les nerfs qui le constituent. Mais, on le sait bien, cette absence de tout signe morbide est inhérente aux affections nerveuses les mieux caractérisées. Les névroses comme les névralgies existent sans lésion anatomique appréciable; elles ne laissent aucune trace après la mort.

D'un autre côté, de tous les moyens employés pour combattre le mal, les médicaments qui ont action sur le système nerveux sont ceux dont l'efficacité s'est manifestée le plus fréquemment et avec une évidence qui laisse fort peu de place à toute hypothèse contradictoire.

Il n'y pas un seul des écrits dont j'ai pu prendre connaissance à l'occasion du travail actuel, et le nombre en est grand, où les préparations opiacées n'aient trouvé place. En tout temps les praticiens se sont loués de leur emploi. « J'administrais simultanément, dit Clot-Bey, le laudanum et les autres préparations d'opium. Ce médicament a été très-souvent utile, soit comme stupéfiant de la contractilité de l'estomac et des intestins, soit par la propriété qu'il possède de diminuer la sécrétion des membranes muqueuses. » (*Relation de l'épidémie de choléra qui a régné en* 1831 *en Arabie et en Égypte.*) Dernièrement encore, à l'Académie des Sciences, l'un des plus célèbres, M. Velpeau, répondant à une interpellation de son collègue, M. Le Verrier, indiquait comme le seul secours pouvant être utile et sans danger, dans un cas d'attaque subite et en attendant le médecin, l'usage du laudanum administré par la bouche et par l'intestin.

TRAITEMENT DU CHOLÉRA. — Le traitement du choléra est indiqué par la nature de la maladie.

Le début n'a pas lieu exclusivement par la diarrhée et les vomissements ; le choléra s'annonce également par le froid, par les crampes, par la suppression des urines et même par quelqu'un des autres symptômes qui lui sont spéciaux.

Mais, quel que soit le symptôme initial, si la constitution du sujet est saine d'ailleurs, avec les préparations d'opium administrées sans retard et à la fois par l'estomac et par l'intestin, on enraye la marche de la maladie immédiatement et immanquablement.

Tel est le résultat de l'expérience universelle.

On comprend qu'il en soit ainsi. Tant que le principe cholérique n'a pas envahi les nerfs de l'estomac, le médicament peut encore être digéré et absorbé. Plus tard, nous l'avons vu, les fonctions de l'estomac sont renversées : rien n'est reçu, rien n'est conservé, cet organe rend tout. Voilà pourquoi il faut se presser, ne rien attendre pour administrer les premiers secours, au risque même de produire des effets de narcotisme.

Pour rester dans la limite imposée à ce travail, laquelle consiste à n'y introduire aucun élément douteux, aucun fait dont personnellement je n'aie constaté l'existence, je rapporterai seulement deux observations. Mais, rappelant ce qui a été dit précédemment des bons effets de l'opium observés par tous les praticiens qui ont eu à l'administrer à temps, dans des cas de choléra, on admettra facilement que ce sont là des faits de sélection, des faits dominants, donnant la clef de leurs analogues et indiquant la règle à suivre pour l'avenir dans des cas pareils, dans tous les cas de choléra franc et, comme on dit, essentiel.

Première observation. — M. l'abbé L... est premier aumônier d'un grand hôpital; c'est un homme résolu, plein de courage. Il jouissait d'un congé quand il apprit que le choléra avait envahi l'hôpital, et il s'était hâté d'abandonner la campagne pour revenir à son poste. Il avait administré bien des cholériques et accompagné de ses bénédictions bien des trépassés sans éprouver d'autre mal que la fatigue occasionnée par un grand surcroît de travail.

Il y avait, dans les salles ordinaires, une femme qui venait d'être traitée et guérie d'une maladie commune. Le jour même où on signait son billet de sortie, elle est prise du choléra et demande les secours de la religion.

C'était le 20 novembre : M. L... est appelé. Les accès de vomissement interrompaient à chaque instant la confession, et M. L... soutenait la tête de la malade.

Le prêtre remplit son devoir jusqu'au bout; mais le froid l'avait saisi.

Il se hâte de retourner dans son appartement; on l'enveloppe de couvertures, on le frictionne vivement avec de l'huile de camomille camphrée. « Vous me glacez, » disait-il aux personnes qui l'entouraient de leurs soins et qui avaient déjà les mains pleines de vésicules. En deux heures il a 26 selles.

On lui donne des boissons chaudes; on lui fait prendre des gouttes de laudanum. Il éprouve de ces gouttes un soulagement immédiat si appréciable pour lui, qu'il n'attend pas qu'on lui en donne encore, il surprend le flacon et le vide. Il ne pensait pas qu'il dût s'empoisonner.

Dès ce moment tous les symptômes allèrent en s'affaiblissant; le vomissement se calma, les selles diminuèrent et la convalescence s'établit.

La perte des forces avait été très-grande. M. l'abbé L... s'en ressentit pendant longtemps, et les stigmates du choléra ne s'effacèrent que très-lentement sur son corps.

Il y a ici trois circonstances capitales et qui prêtent matière à réflexion :

La salle dans laquelle M. l'Aumônier avait été demandé n'était point une salle affectée aux cholériques.

Il y a eu approche, contact, échange de paroles à voix basse, et par conséquent respiration commune pour ainsi dire.

Enfin si, d'un côté, on doit admettre que l'action délétère s'est pro-
duite incontinent, avec rapidité et violence, d'un autre côté on peut affirmer que le spécifique ayant suivi de près l'élément morbide, il y a eu neutralisation immédiate.

Il n'est guère possible de rencontrer un fait de choléra mieux caractérisé
et s'étant ainsi terminé par la guérison.

Comme aussi il n'y en a pas non plus où l'efficacité du laudanum se soit
manifestée avec plus de promptitude. Dans cette observation, le laudanum
a agi comme un véritable spécifique, comme un contre-poison. Après une
absorption considérable de laudanum le principe cholérique a été neutralisé. La convalescence prolongée qui a suivi est le résultat du désordre
initial. Il prouve la violence de l'attaque et l'énergie de la première
action.

M. l'abbé L..., on l'a dit, a conservé pendant longtemps des traces du
mal : les plaques cholériques répandues sur son corps, et jusque sur ses
mains, témoignaient de l'invasion commençante de la cyanose. Sans la rapidité des secours, le choléra eût été foudroyant.

Deuxième observation. — Je dois cette observation à l'un des praticiens
les plus répandus et les plus justement estimés de la capitale. Le sujet, c'est
lui-même, et je copie textuellement son récit tel qu'il l'a rédigé pour me
le transmettre.

« Le 12 avril 1832, à 8 heures du matin, en arrivant à l'hôpital établi
temporairement à la barrière des Bonshommes, dans des bâtiments offerts
par M. Delessert, pour le traitement des cholériques de ce quartier, j'appris
que mes trois collègues étaient retenus au lit par une attaque de choléra.
En conséquence je fis seul la visite et l'examen nécroscopique de plusieurs
cholériques à l'amphithéâtre.

» A midi, j'étais à peine dans ma voiture, que je fus pris de nausées,
de vomissements répétés, et de diarrhée si pressante, qu'elle m'obligea à
descendre plusieurs fois dans le trajet qui sépare les Champs-Élysées de ma
demeure (rue Chabanais). J'eus grand'peine à monter mes trois étages tant
la faiblesse était grande.

» Une fois dans mon lit, bien bassiné et entouré de briques chaudes,
car j'étais gelé, la diarrhée continuant, je fis préparer un quart de lavement
de décoction d'amidon, et je recommandai d'y ajouter douze gouttes de laudanum de Rousseau. Comme ma femme hésitait en comptant les gouttes,
je lui poussai la main, et je ne sais dans quelle proportion au juste il

s'écoula de laudanum dans le lavement. Malgré ses réclamations, je pris ce petit lavement et je le gardai.

. » Je tombai bientôt dans un sommeil profond, et je n'en étais pas encore sorti, quand MM. Guersant et Chomel arrivèrent quelques heures après chez moi. Me trouvant dans cet état presque comateux, mais très-calme d'ailleurs et réchauffé, ils furent d'avis de m'y laisser jusqu'à nouvel ordre.

» Vers le soir seulement je m'éveillai brisé, rompu, mais sans douleur aucune, ni évacuations quelconques.

» Deux jours après, la figure pâle et défaite, et quoique très-fatigué, je pus reprendre mes occupations, et pendant tout le temps de cette cruelle épidémie ma santé ne souffrit aucune espèce d'atteinte.

» Blache. »

Les préparations d'opium n'en sont pas moins indiquées dès l'abord, quand la constitution du sujet est viciée. Mais le traitement est nécessairement influencé par l'affection concomitante, et doit être modifié en conséquence.

Quand le mal a fait des progrès sans qu'on ait pu administrer ces premiers secours, si, comme c'est l'ordinaire, les nerfs de l'estomac et de l'intestin sont paralysés, que ces organes n'absorbent plus rien, on en est réduit à faire la médecine du symptôme. Cette médecine d'ailleurs est pleine de ressources, et c'est la seule que la prudence conseille au praticien qui ne se laisse point aller aux séductions de l'empirisme.

Au point de vue des indications curatives, telles sont les conséquences directes des faits qui ont été l'objet de l'étude présente. Il n'y faut chercher rien au delà; et jusqu'à ce moment nul ne peut avancer avec assurance, sur le même sujet, rien de plus précis, quel que soit son point de départ.

Préservation. — On peut très-réellement se préserver des maladies qui ont la propriété de se transmettre, de se communiquer d'un individu à un autre. La préservation est effective, individuelle et personnelle.

Il faut pour cela deux conditions.

Premièrement, il faut être *compos mentis* et en possession d'une bonne hygiène; il faut être sûr de soi-même, avoir une volonté énergique; il faut savoir conserver ses organes dans une condition normale, dans cette condition qui les rend aptes à remplir régulièrement chacun sa fonction. Il faut avoir les organes internes et externes en bon état, ce qui signifie surtout qu'il ne faut pas abuser des facultés digestives, et qu'il faut maintenir la surface externe du corps dans un état de propreté constante, qui permette à la peau d'accomplir sans obstacle l'office spécial d'excrétion qui lui est dévolu.

Cette première condition est à la portée de chacun dans la limite de la puissance de ses organes, celui qui a un organe délicat étant tenu de veiller de plus près au maintien de la santé de cet organe.

A peu de chose près, on le voit, une pareille condition se résume en deux mots : sobriété et netteté physique et morale; en d'autres termes, pureté d'esprit et de corps et tempérance.

Secondement, il faut éloigner le principe du mal ou le neutraliser, en s'isolant personnellement, fût-on au milieu du foyer lui-même.

Dans la question spéciale du choléra, cette seconde condition consiste dans un emploi rationnel et discret des agents neutralisateurs que la Chimie a découverts et dont l'efficacité est incontestable.

Tels sont les moyens de la préservation : ils sont véritablement efficaces et les seuls efficaces. Ils sont indiqués par la science et par l'expérience; mais il faut mettre de la suite dans leur usage et une sorte d'opiniâtreté.

Il ne faut pas compter sur autre chose. Dans les calamités publiques l'empirisme est dévastateur; les recettes empiriques nuisent toujours, par cela même qu'à la faveur de la crédulité publique, habilement exploitée par un charlatanisme audacieux, elles prennent la place des moyens rationnels.

Le *compos mentis* a une valeur considérable. En tout temps il est bon d'être sûr de soi-même et en possession d'une forte volonté. Dans les calamités publiques, cela est d'une importance plus grande encore à tous les points de vue, au point de vue de l'individu non moins que de la société. En temps d'épidémie cholérique, la lâcheté est la plus mauvaise conseillère, car la fuite offre un double danger. Le germe voyageant avec les choses aussi bien qu'avec les hommes, vous pouvez l'emporter dans vos effets pour votre détriment et pour celui des lieux où vous êtes allé chercher un inutile refuge.

Il faut donc louer pleinement la fermeté des grands qui n'ont point hésité à visiter les hôpitaux pour consoler et réconforter les cholériques. De tels actes ont porté de grands fruits. Mais, qu'on le sache bien, la bonne action n'a pas tourné seulement au profit des malheureux malades. Sans que le bienfaiteur s'en doute, et c'est là son honneur, la bonne action lui a grandement profité à lui-même.

Un médecin, habitué à voir journellement toutes sortes de maladies, n'a pas besoin de s'armer de courage pour entrer dans un hôpital de cholériques. Pour les hommes du monde, les administrateurs, les chefs d'État, ce n'est pas la même chose; la situation est toute nouvelle. La bonne action qu'ils ont en vue est parfaitement et longtemps réfléchie de léur part. Mais une fois qu'ils ont pris leur résolution, et qu'envisageant un danger très-réel ils se sont armés du courage nécessaire, que la fermeté est entrée dans leur âme, cette fermeté elle-même est devenue pour eux un puissant bouclier. D'où il résulte véritablement qu'en s'exposant, dans de semblables conditions, on fait plus pour sa préservation personnelle que si l'on se confine chez soi dans la crainte de la maladie.

Pour neutraliser le principe morbifique et pour s'isoler personnellement du foyer en restant dans le foyer même, c'est une simple affaire de toilette; mais seulement, et il ne faut pas oublier ce point essentiel, quand on jouit des bénéfices de la pureté d'esprit et de corps et de la tempérance.

Voici un fait de préservation qui s'est passé sous mes yeux.

J'ai quitté Marseille, où le choléra était en décroissance, dès que j'ai su que cette maladie venait de se déclarer à Paris. A mon arrivée, j'ai jeté l'alarme autour de moi; j'ai fait provision de laudanum et d'acide phénique, et j'en ai indiqué l'usage à tous mes amis. J'ai surtout recommandé à M. l'abbé R..., qui avait le devoir et l'habitude d'aller tous les jours, à 7 heures du matin, dire sa messe à l'Hôtel-Dieu, de ne jamais sortir sans avoir lavé sa figure avec de l'eau phéniquée et sans en avoir aspergé ses vêtements, principalement les manches de ses habits.

M. l'abbé R... a pu ainsi administrer les secours spirituels à ses religieuses malades; il a pu, en un mot, traverser l'épidémie, à l'Hôtel-Dieu même, sans éprouver aucune atteinte.

M. l'abbé était-il doué, dans sa constitution, d'une immunité réelle et personnelle? Cette question n'a pas tardé à être résolue par l'événement.

C'était le 9 décembre 1865, le choléra s'effaçait. La statistique, en effet, donne pour ce mois, en moyenne, un décès cholérique par arrondissement tous les deux jours. M. l'abbé n'avait pas eu peur au plus fort de l'épidémie; il crut pouvoir négliger l'emploi des agents neutralisateurs que je lui avais conseillé; et, regardant tout danger disparu, il avait cessé totalement de s'en servir depuis plus d'une semaine. Il est appelé auprès de son confrère, aumônier des salles de l'un des grands hôpitaux. C'était précisément M. l'abbé L..., celui-là même qui est le sujet précieux de l'observation si pleine d'enseignement que nous avons précédemment fait connaître. Entré en convalescence, M. l'abbé L... voulait être entendu en confession.

Le confesseur prête l'oreille, et le pénitent lui parle tout bas pendant dix minutes.

Il était 4 heures du soir; dans la nuit qui suit cette journée, du samedi au dimanche, le confesseur est pris subitement d'une diarrhée cholérique parfaitement caractérisée et qui dure trois jours. Elle se guérit avec le laudanum administré selon l'indication publiquement donnée à l'Académie des Sciences par M. Velpeau sur l'interpellation de M. Le Verrier (1).

Le fait de M. l'abbé R..., on en conviendra, constate à la fois l'utilité du préservatif et la nécessité de son emploi comme neutralisant, en même temps qu'il démontre, une fois de plus, qu'un individu en voie de guérison et même en convalescence est encore un foyer énergique d'émanations morbides.

On a vu que M. l'abbé R... n'était point doué d'une immunité particulière, qu'il n'avait, sous le rapport du choléra, aucun privilége, et l'on voit que, dans l'acte de la confession administrée à M. l'abbé L..., il avait été réellement mis en rapport et presque en contact avec un véritable cholérique.

Ainsi le fait reste dans son intégrité. M. l'abbé R... a traversé l'épidémie de l'Hôtel-Dieu pendant les mois d'octobre et de novembre, impunément, quoique ces mois, à eux seuls, aient fourni à la mortalité de la capitale un chiffre approchant de 6000 décès cholériques. Et le 9 décembre, l'épidémie étant presque éteinte, il a été frappé du mal pour avoir passé dix minutes à écouter, oreille contre bouche, la confession d'un convalescent; car, depuis plus d'une semaine, il avait cessé de pratiquer l'isolement personnel; il ne faisait plus sa toilette avec l'eau phéniquée.

C'est ici qu'en réalité il est permis de dire *post hoc, ergo propter hoc*, et c'est avec raison. L'invasion du mal a été la suite de l'abandon des soins hygiéniques indiqués par la préservation, soins qui, il faut le redire, avaient déterminé l'immunité dont M. l'abbé R...: avait joui jusqu'alors.

La théorie de la préservation, telle qu'elle vient d'être exposée, repose aujourd'hui, en ce qu'elle a de palpable et de matériel, sur un agent dont l'efficacité est incontestablement supérieure à tout ce que l'on connaissait auparavant. L'acide phénique neutralise complétement le principe morbifique toutes les fois qu'ils viennent au contact l'un de l'autre. Mais le chlore et

---

(1) J'ai reproduit textuellement le discours de M. Velpeau dans mes *Études sur le Choléra, faites à Marseille en septembre et octobre* 1865. Paris, Gauthier-Villars, imprimeur-libraire des *Comptes rendus des séances de l'Académie des Sciences*. Prix : 2 francs.

l'acide acétique n'en ont pas moins une valeur réelle. Il faut savoir utiliser au besoin cette valeur avec le puissant concours des moyens hygiéniques sans lesquels les moyens préservatifs, quelle que soit leur nature, sont absolument impuissants.

A cet égard, deux exemples mémorables sont à produire, et l'autorité n'en doit pas être récusée.

En Égypte, Desgenettes a vécu de longues journées au milieu des pestiférés. « Vers la fin du siége (de Saint-Jean-d'Acre), nous n'avions, dit-il, plus d'infirmiers, ils étaient malades ou morts..... Je me trouvais donc fréquemment obligé de nettoyer l'espèce de souterrain fangeux où les malades étaient étendus sur des joncs, c'est-à-dire de ramasser les haillons, les sacs, les baudriers, les casquettes, les chapeaux ou les bonnets à poil des morts, pour les jeter moi-même au feu, que je faisais allumer à cet effet derrière l'hôpital.... Averti par l'infection et par la lassitude, étant presque toujours obligé de me tenir à genoux, je fus souvent forcé d'interrompre trois fois ma visite, pour aller respirer l'air au dehors et reprendre courage.... » Un jour, il s'inocula la peste au milieu de l'hôpital, action sublime par le but, car il était bien convaincu que le mal était contagieux. Les deux piqûres qu'il se fit, l'une dans l'aine, l'autre dans l'aisselle, restèrent enflammées pendant plus de trois semaines.

Desgenettes nous a appris comment il se préservait : « Aussi bien nourri que les circonstances le permirent, je faisais un fréquent usage de spiritueux, pris à petites doses et très-étendus. Au sortir de l'ambulance, je me lavais soigneusement les mains avec de l'eau et du vinaigre et je revenais au camp au petit galop, ce qui me procurait un léger état de moiteur ; je changeais de linge et d'habit, et je me faisais laver avec de l'eau et du vinaigre avant de me mettre à manger.... »

Desgenettes est un type : c'est le plus grand hygiéniste de notre temps ; et il est douteux que, dans les temps passés, on en puisse citer qui lui soient comparables.

Le professeur Taddei était bien moins robuste que Desgenettes. Il a traversé sain et sauf les diverses épidémies de typhus et de choléra qui ont ravagé Florence, et dans lesquelles il ne s'est point épargné. Il attribue son salut aux pratiques suivantes : ablutions fréquentes avec l'eau et le vinaigre et changement de vêtements chaque jour. Il exposait, pendant vingt-quatre heures, ses vêtements de la veille aux vapeurs de chlore. « Mes habits sentaient toujours le chlore, dit-il, et je me trouvais continuellement dans une atmosphère de ce gaz bienfaisant.

» Cette pratique n'était pas salutaire pour moi seulement, j'en considérais l'usage comme un devoir essentiel ; car j'étais persuadé qu'avec mes habits imprégnés de miasmes, j'aurais pu porter la maladie dans les maisons où j'étais appelé et dans lesquelles l'épidémie n'avait point pénétré.

» Io rammento, dit-il dans son harmonieux langage, di avere come medico assistito e curato, nella mia patria, moltissimi *tifici* durante l' epidemia che frà noi regnò nel 1816 e 1817..... Io conto quel pericolo frà uno dei più belli della mia vita. Un medico ed un chirurgo, che meco dividevano quelle gloriose fatiche, rimasero percossi dal morbo. Non per questo in me venne meno la lena : raddoppiossi anzi il mio coraggio (quale però non spinsi mai fino alla temerità) ed evasi incolume. Frà i *tifici* per varj mesi involto dalla mattina alla sera, com' io fui, si dirà (e ciò può essere) che non riuniva in me le condizioni necessarie per contrar la malattia ; ma può anch' essere que la mia incolumità, almeno in parte, ripetere io dovessi da una pratica di prudenza adottata fino dalla invasione del morbo, e non mai omessa fino alla cessazione di esso.

» Questa pratica consisteva nelle frequenti abluzioni delle mie mani con acqua e aceto, nell' esporre ciascuna sera tutte le mie vesti alle fumigazioni di cloro per 24 ore, in una stanza chiusa, e nell' indossarne altre diverse nell' indimani, per quindi trattarle nel modo stesso nella consecutiva sera ; di maniera che in quest' alternativa, era dissimile il mio abito dall' oggi all' indimani, simile nei giorni che si succedevano in terzo. Cosi facendo, le mie vesti olezzavano sempre più o meno di gas cloro, che è quanto dire ch' io mi trovava continuamente immerso in un' atmosfera di questo benefico gas. E questa pratica, ripeto, non solo reputava vantaggiosa e salutare per me medesimo, ma la considerava anche come parte di mio essenzial dovere, riflettendo che, colle mie vesti impregnate di miasmi *tifici*, avrei potuto portar la malattia frà quelle famiglie, nel seno delle quali io m'introduceva per visitare e trattare altre malattie ben diverse dal *tifo*. »

Ainsi, grâce au progrès de la science, aux découvertes de la Chimie spécialement, dans la majorité des cas, un homme prudent se préservera de la contagion, même en passant sa vie au milieu des malades, et traversera impunément les épidémies les plus meurtrières, la préservation de l'individu étant devenue au fond une simple affaire de toilette et d'hygiène privée.

Il ne faut rien ôter de leur valeur pratique à ces faits et à la conclusion qu'ils amènent.

Les vérités mathématiques et les vérités physiques ont le même énoncé à Londres qu'à Paris et à Berlin : tandis que, pour l'expression des vérités naturelles ou d'observation, quand il s'agit d'un être déterminé, il faut, de toute nécessité, faire intervenir l'idiosyncrasie de cet être, et la considération du climat et du milieu, toujours divers, dans lequel il vit.

Mais la vérité donnée par l'observation n'en est pas moins une vérité : seulement, elle a un caractère d'oscillation qui, par certains côtés, la rend plus vraie ou moins vraie à Paris qu'à Berlin et ailleurs.

Ce caractère d'oscillation est inhérent aux vérités naturelles ; et c'est en réalité l'appréciation de son intensité selon les temps, selon les lieux et selon les sujets, qui fait le fond de la science médicale, qui constitue l'expérience du grand médecin et le fondement réel de ses succès dans le traitement de l'homme malade.

Quand Desgenettes, quand Taddei, quand les savants qui représentent la médecine emploient pour eux-mêmes et conseillent aux autres, avec un succès éprouvé, l'usage de tels ou tels préservatifs ; s'ils ont appris la valeur de ces préservatifs par l'observation plus que par les résultats obtenus dans un laboratoire, leurs indications n'en méritent pas moins confiance ; et, au point de vue de l'application, les vérités d'un autre ordre quelconque n'ont pas une plus grande utilité.

P. S. — Les heureux effets de l'opium dans le traitement du choléra ont été signalés depuis longtemps. On aurait pu donner plus d'attention à cette efficacité spécifique. Mais, à l'époque où le choléra fit sa première apparition en Europe, la théorie de l'irritation dominait despotiquement les doctrines médicales.

Les observateurs les plus indépendants, entraînés eux-mêmes, sans s'en douter, dans cette voie exclusive, n'accordaient qu'une médiocre importance aux phénomènes qui ne se rapportaient pas à la couleur, à la consistance, à l'épaississement ou au ramollissement des tissus, etc. Se confiant dans la révélation *autopsique* restée muette opiniâtrément, ils recherchaient les désordres matériels, dont la doctrine commandait l'existence dans les organes. Nul ne pouvait admettre qu'une cause de maladie pût agir sans laisser des traces apparentes et perceptibles. Nul ne pensait à étudier en elle-même la cause de ce trouble des fonctions nutritives, lequel se développe avec tant de régularité, et selon la dépendance physiologique, dans le sujet frappé en pleine santé. On ne songeait pas à cette inconnue posée par les maladies nerveuses soit générales, soit locales, inconnue qui n'a jamais été matériellement dégagée dans aucune autopsie.

La cause était uniquement dans la *sidération* du grand sympathique, et cette cause ne devait être mise en évidence, bien étudiée et bien décrite, que plus tard (voyez *Comptes rendus*, t. LXI, p. 772) par M. Jules Cloquet, d'après les symp-

tômes observés sur lui-même et sur plusieurs membres de sa famille atteints du mal.
« J'ai payé, dit-il, en 1832 mon tribut à l'épidémie, ainsi que mon frère et ma
mère qui y a succombé; ainsi, je me crois autorisé à en parler avec connaissance
de cause. »

Au reste, c'est cette préoccupation, imposée par les doctrines régnantes, qui fit
manquer à Delpech la découverte de la cause prochaine du choléra, de cette action
du principe morbifique venant opprimer les nerfs de la vie organique. Il la soupçon-
nait, sans aucun doute, quand il recherchait des désordres pathologiques dans le
plexus solaire. Ajoutez qu'à chaque page de son Mémoire, Delpech constate les
bons effets de l'opium.

Sans ses préoccupations d'anatomie pathologique, cette action d'un médicament,
dont la spécificité est si nette et si absolue, aurait été pour lui un trait de
lumière.

D'un côté, en effet, il avait l'idée que la maladie résidait dans le système nerveux
de la vie organique; et d'un autre côté il voyait l'opium calmer fréquemment les
accidents. Il suffisait de rapprocher ces deux idées pour se convaincre de leur corrélation intime et de la nécessité de placer tous les systèmes de traitement sous
l'influence de cette corrélation.

Le Mémoire de Delpech sur le choléra n'a pas été assez remarqué. La maladie y
est étudiée sous toutes ses phases, et il est le résultat d'un acte de dévouement dont
la sublimité n'a pas reçu des contemporains les éloges qui lui sont dus. Aucun mobile d'intérêt personnel n'excitait son zèle pour l'humanité. Delpech n'avait pas
besoin de se faire un nom : sa renommée de chirurgien était européenne; et néanmoins le voilà parcourant l'Angleterre, allant à la recherche de tous les lieux rava-
gés par le choléra, ne s'épargnant nulle part, prodiguant jusqu'au bout ses soins
aux malades et, pour être sûr de leur bonne administration, laissant auprès d'eux,
même dans des villages, les élèves qui avaient eu le courage de l'accompagner (1).

---

(1) Celui de ces élèves que Delpech mit ainsi le plus fréquemment sur la brèche est précisément
M. Coste, depuis longtemps associé à ses travaux et aujourd'hui Membre de l'Institut. A ce propos,
une question reste à faire à la louange de l'embryologiste : a-t-il jamais songé à se prévaloir des
dangers réels éprouvés dans cette mission scientifique tout à fait volontaire et spontanée; et,
parmi les titres qui lui ont valu l'honneur d'être appelé à faire partie du sénat scientifique,
M. Coste a-t-il jamais compté celui-là?

IV.

Le 19 juin 1865, dans une lettre adressée à M. le Sénateur de Maupas, chargé de l'administration du département des Bouches-du-Rhône, M. le Maire de Marseille exposait les craintes de la population touchant le choléra. Ces appréhensions, devenues tous les jours plus vives, étant parvenues en haut lieu, l'Administration y répondait dans les termes suivants, à la date du 17 juillet :

« Elle (l'Administration) ne doit pas préjudicier à des intérêts sérieux pour ménager des craintes exagérées qu'aucun fait récent ne justifie et que la science réprouve. » (Sirus Pirondi et Augustin Fabre, *Sur l'importation du choléra;* in-8°, p. 33-34.)

Les intérêts sérieux, c'étaient les intérêts du commerce que la suppression des quarantaines avait eu pour objet de favoriser. L'événement démontrait l'erreur du temps : le commerce était profondément lésé, au contraire; car, à la première nouvelle de l'apparition du choléra à Marseille, les pro-

6

(42)

venances de son port avaient été repoussées sur tout le littoral de la Méditerranée.

Mais la législature, abusée par les théories médicales, avait fait à l'Administration une situation qui ne lui permettait pas de changer brusquement
l'état des choses.

L'essence d'un bon Gouvernement est dans la stabilité. Il n'y aurait pas
d'Administration possible, si elle était exposée à changer de voie du jour
au lendemain par les inconvénients que ses mesures générales, adoptées
toujours après mûre réflexion, peuvent avoir dans des cas imprévus et non
jugés d'avance.

D'ailleurs, dans le cas présent, l'Administration était parfaitement auto-
risée à tenir ce langage; car, à Marseille même, tout le monde ne croyait
pas à la présence du choléra. Des esprits peu consistants avaient protesté à
Paris contre la terreur de leurs compatriotes, affirmant que la ville de Marseille était seulement sous l'influence d'une épidémie *pseudocholérique*.

L'autorité ne pouvait fermer complétement l'oreille à de tels témoignages,
partant du même lieu que les doléances, et venant confirmer les errements
qu'elle avait suivis jusqu'alors; sans compter qu'en pareille matière les inspirations lui venaient hiérarchiquement de conseillers imbus du préjugé
sur lequel était précisément fondé le système en vigueur.

Enfin, à Paris aussi, les esprits étaient divisés d'opinion parmi les médecins.

Au lieu de se borner à enregistrer les faits en tenant compte de leur exac-
titude, la presse quotidienne elle-même avait pris parti. On ne peut se faire
une idée de la légèreté avec laquelle certains de ses organes traitèrent alors
une question si grave, laquelle, à trois mois de là, devait être pour 6000 habitants de la capitale, une question de vie et de mort (1).

Dans de telles circonstances, quel ministre ne se serait cru autorisé à ac-
cuser d'exagération les craintes marseillaises et à rappeler que ces craintes
étaient réprouvées par la science? Car personne n'avait articulé de fait
récent bien précis susceptible de modifier l'opinion administrative, et nul
ne songeait à reprendre la question scientifique.

---

(1) Il se trouva un directeur de journal dont la femme tombait en syncope toutes les fois
qu'elle entendait parler de choléra. Il n'en fallut pas davantage pour que l'on s'abstînt d'insérer
le mot fatal dans la feuille. Lorsqu'enfin il ne fut plus possible de garder le silence vis-à-vis du
public, la théorie de la non-contagion, vigoureusement soutenue par le journal dont il s'agit, eut
sa plus puissante raison d'être dans la terreur d'une femme. Et cependant le bulletin de statistique municipale enregistrait, pour le mois d'octobre seulement, 4466 décès cholériques.

On était au mois d'août, les décès cholériques commençaient à devenir sensibles : le 4 et le 5, il y en avait eu onze. Je pensai que l'étude de Marseille en temps d'épidémie éclairerait bien des questions que je m'étais posées précédemment concernant l'hygiène de cette grande cité, dont la condition des *eaux publiques* m'avait tant occupé.

Or, la première de ces questions, au moment présent, était la question des quarantaines.

Le 21 août 1865, je lus à l'Académie des Sciences une première Note sur ce sujet. Ma conclusion était la suivante :

« On doit condamner d'une manière irrévocable, comme imprudente et pernicieuse, toute mesure tendant à diminuer les précautions destinées à préserver les ports maritimes contre les chances d'importation d'un fléau. »

J'avais acquis, en effet, la conviction que la législature avait été abusée par des systématiques, quand elle avait aboli les quarantaines et forcé le Gouvernement, non à corriger des abus, mais à supprimer même la patente suspecte, cette mesure si éminemment préservative. C'est en revisant l'histoire de mon temps que je m'étais formé cette conviction. Le récit n'en est point inutile ni sans intérêt.

En 1819, la fièvre jaune s'était déclarée à Cadix. Le Gouvernement y envoya des médecins pour l'étudier.

En 1821, la même maladie sévit à Barcelone. De nouveaux médecins furent envoyés. L'un d'eux, Mazet, fut pris de la maladie et mourut. La France était tout près, et l'on avait l'expérience de Cadix. Le Gouvernement ordonna la formation d'un cordon sanitaire aux frontières.

L'Espagne étant en révolution, il est bien clair que ce cordon sanitaire pouvait servir à garantir des deux pestes.

Quand les deux dangers furent conjurés, on renia les intérêts de la science et de la santé publique pour affirmer ceux de la politique seulement. On prétendit que le cordon sanitaire n'avait été établi que pour préparer les voies à une armée française destinée à aller combattre en Espagne la liberté.

Les épidémies de Cadix et de Barcelone étaient un enseignement grave. Le Gouvernement crut de son devoir de prendre des mesures pour préserver nos provinces méridionales de l'importation du fléau. Il projeta de nouveaux établissements sanitaires : c'était en 1822.

Alors se manifesta un de ces phénomènes d'entraînement qui sont si fréquents et quelquefois si fatals dans la vie des peuples et des Gouvernements qui les dirigent.

Un médecin nomade, Chervin, venait de parcourir l'Amérique et en rapportait la conviction que la fièvre jaune ne peut, en aucun cas, être importée. Il s'appuyait sur 541 cas recueillis de toutes parts, on peut dire sans discernement; car son esprit, dominé par une idée fixe, n'avait pas l'indépendance nécessaire pour discuter ces documents et les estimer à leur valeur.

De ces documents, 48 seulement affirmaient que la fièvre jaune était transmissible; les 483 autres affirmaient le contraire. 483 négations contre 48 affirmations : 10 contre 1. De pareils nombres auraient dû mettre en garde les logiciens. Quelle était, en effet, leur signification réelle, si ce n'est que les 483 signataires n'avaient point rencontré des cas où la fièvre jaune se fût transmise, tandis que les 48 disaient : « Nous en avons vu et nous avons constaté les caractères d'une véritable transmission? »

C'était le cas de l'homme en Cour d'assises : « Vous avez commis un vol avec effraction, » lui disait le Président. — « Moi! nou jamais, » répondait le voleur. — « Mais voilà quatre témoins qui vous ont vu, » ajoutait le Président. — « Qu'est-ce que cela prouve, répliquait l'accusé, quand je puis vous en citer quatre mille qui ne m'ont pas vu? »

Les 483 documents négatifs de Chervin étaient-ils autre chose que les quatre mille témoins du voleur? Quoi qu'il en soit, se faisant fort de cette majorité, Chervin adressa à la Chambre des députés suppliques et pétitions pendant quatre ans. Et le 11 mars 1826, la Chambre renvoya ses documents au Ministre de l'Intérieur, qui adressa Chervin à l'Académie de Médecine.

La Société savante désigna pour l'examen des papiers de Chervin une Commission de neuf membres, qui s'adjoignirent neuf autres membres à titre de Commission auxiliaire; dix-huit Commissaires en tout, dont il reste aujourd'hui deux seulement : MM. Louis et Rayer.

Après un examen long et minutieux, la Commission conclut en applaudissant au zèle de Chervin; mais elle ne se prononça pas sur la question de transmissibilité de la fièvre jaune.

La discussion alors ne resta pas confinée dans le sein de l'Académie de Médecine. La presse s'en empara, et l'opinion publique déviée prit parti avec violence.

L'égarement des esprits alla si loin, que, à quelque temps de là, la fièvre jaune s'étant montrée à Gibraltar (septembre 1828), Chervin put soutenir impunément qu'il y avait identité entre cette fièvre jaune de Gibraltar et la fièvre jaune d'Amérique; mais qu'à Gibraltar la maladie s'était développée *par suite de conditions locales,* et qu'elle n'était nullement transmissible.

Chervin était allé étudier cette dernière épidémie en compagnie de deux autres médecins, MM. Louis et Trousseau. Au retour, ces deux collègues ne partagèrent point sa conviction ; en quoi ils furent puissamment appuyés par le docteur Guyon. Chervin répondit à ce dernier qu'il soutenait une doctrine *antisociale*.

En 1828, la pression du dehors avait poussé les Chambres à refuser les fonds nécessaires pour la fondation de nouveaux lazarets.

Après la révolution de juillet, Chervin crut le moment venu de tenter un nouveau pas en avant pour l'application de sa fausse et déplorable idée.

L'opinion publique, sur laquelle il s'était appuyé avec tant de succès, cette opinion publique, maintenant aveuglée par son propre triomphe de 1830, ne pouvait lui refuser son appui.

On en est revenu depuis, et les temps sont bien changés. Mais alors les passions étaient si ardentes, et cette mauvaise inspiration de mêler la politique aux choses de la science avait pénétré si profondément dans les esprits, qu'un maire de Paris, qui tenait bien quelque peu à l'art de guérir, le 4 avril 1832, en plein choléra, n'avait pas craint d'afficher sur les murs de la capitale une proclamation dans laquelle on lisait ce qui suit :

« ... S'il est des empoisonneurs, ce ne peuvent être que les incendiaires de la Restauration ; s'il est des misérables qui, soit par des crimes, soit par des calomnies atroces, cherchent à organiser le désordre et à exploiter un déplorable fléau, ce sont les alliés des chouans, des assassins de l'Ouest et du Midi.... »

Donc, en 1833, Chervin demanda la réforme des lois sanitaires, et le Gouvernement se vit contraint de rendre l'ordonnance du 13 avril 1839.

Cette ordonnance exempte de la quarantaine tout bâtiment porteur d'une patente nette, *supprime le régime de la patente suspecte*, et réduit la durée de la quarantaine imposée à la patente brute.

« Il faut, a dit un panégyriste de Chervin, estimer à plusieurs millions les économies qu'il a fait faire ainsi à notre commerce. » Le panégyriste ne compte pas les dangers encourus et les vies d'homme compromises par les fléaux importés. Il faudrait y ajouter aujourd'hui les millions perdus par le refus de libre pratique, dont, pendant plus de quatre mois, ont eu à souffrir dans tous les ports les provenances de Marseille en 1865.

Considérons les choses d'un point de vue plus digne ; ayons des sentiments plus conformes à l'humanité. Le commerce est fait pour les hommes et non pas les hommes pour le commerce. Ne mettez donc jamais en parallèle avec la vie humaine des intérêts purement matériels. Vous ne pouvez pas rendre la vie à un homme quand il l'a perdue; et il ne peut se la remplacer : tandis que vous pouvez remplacer, restituer, substituer la matière qui fait l'objet du commerce du monde, cette matière tenant du génie et des mains de l'homme toute sa valeur.

On prétend que le docteur Chervin voulait plus encore : qu'il se proposait de faire, à propos de la peste, les mêmes investigations et les mêmes efforts ; et il en espérait le même succès.

Il n'a pas assez vécu pour cela ; mais d'autres ont poursuivi son œuvre.

Pour la fièvre jaune, voici quelle a été la fin du système du docteur Chervin. La fièvre jaune est venue elle-même, et l'événement de Saint-Nazaire a démontré que la suppression du régime de la patente suspecte était une mesure déplorable qu'il fallait se hâter de rapporter.

Cet événement, en effet, ouvrit les yeux à bien des aveugles. Il aurait dû faire apprécier plus rigoureusement encore la valeur des réformes quarantenaires de 1839 et de 1846, et provoquer une attention plus intelligente de la part des hommes de la science auxquels la tutelle de la santé publique avait été confiée par le Gouvernement.

Pour juger de l'influence que l'entraînement des passions politiques a eue sur les déterminations officielles, il faut entendre M. Beau et aussi M. Mélier en 1863, à l'Académie de Médecine, dans la discussion relative à cette même fièvre jaune de Saint-Nazaire.

« L'idée de la contagion dans la fièvre jaune, disait M. Beau, a été vivement déprimée par une sorte d'influence qui ne doit pas être passée sous silence : c'est une influence purement politique.

» On sait que la fièvre jaune, importée à Barcelone en 1821, ayant été, à juste raison, considérée comme contagieuse par les Commissaires qu'y avait envoyés le gouvernement de Louis XVIII, on crut nécessaire d'établir un cordon sanitaire pour préserver la frontière française; ce cordon sanitaire put être considéré aussi comme le premier acte agressif du Gouvernement français contre la révolution espagnole, qu'il finit par étouffer, en envoyant en Espagne une armée qui rétablit sur son trône le roi dépossédé.

» On comprend par là comment les idées de contagion se trouvèrent liées aux idées d'absolutisme. Dès lors la contagion et les contagionistes furent vus d'un très-mauvais œil par ceux qui, en très-grand nombre, s'intéressaient au succès des idées libérales. On nia tant qu'on put les faits de contagion, et l'on regarda les partisans de la contagion comme des gens inféodés au pouvoir.

» On comprendra, par ce que je viens de dire, la véritable signification de certains passages extraits de la polémique de Chervin. C'est ainsi que, dans sa réponse au discours de M. Audouard (septembre 1827 ; je prie mes lecteurs de remarquer cette date), on lit en tête de l'avant-propos cette phrase contre les partisans de la contagion : « Nos contagionistes à la solde » du Gouvernement se mirent en devoir de repousser le coup qu'on venait » de leur porter, etc. » Et ailleurs, dans un autre Mémoire, on lit cette phrase parfaitement intelligible d'après ce qui a été dit plus haut : « Si la » mission des Commissaires envoyés à Barcelone n'avait rien de politique, » la doctrine qu'ils ont proclamée a servi de prétexte à de grandes mesures » politiques, etc. »

» Comme on le voit donc, continue M. Beau, les difficultés qui, pendant un certain laps de temps, ont obscurci la vérité en ce qui concerne la contagion de la fièvre jaune, étaient d'une nature multiple et complexe. Félicitons-nous, dans l'intérêt de la vérité et de la science, d'être affranchis actuellement de ces mauvaises influences ; de pouvoir, en toute liberté d'esprit, observer les choses telles qu'elles sont, et de pouvoir les appeler par leur nom. »

A quoi M. Mêlier répondait :

« M. Beau a terminé par des réflexions d'une grande importance. Il est certain qu'aux difficultés naturellement si grandes de tout ce qui se rattache aux questions de fièvre jaune, il s'est joint, pendant un certain temps, des préventions plus ou moins politiques. Une idée de libéralité ou de *libéralisme*, comme on disait alors, s'attachait aux doctrines de non-contagion, et l'on tenait volontiers pour rétrogrades ceux qui soutenaient la possibilité de la transmission. » (*Bulletin de l'Académie impériale de Médecine*, t. XXVIII, p. 991.)

Chervin était un type. Courageux, mais naïf et nécessairement téméraire, il s'était fait un argument de sa témérité même pour nier le danger auquel il venait de s'exposer.

Voici quelle était sa manière de procéder : quand un individu mourait de fièvre jaune, il mettait le bonnet du mort, sa chemise, et passait une nuit dans son lit. Et, comme cette manœuvre ne lui donnait pas la fièvre jaune, il disait triomphant quelques jours après : *Vous voyez bien que la fièvre jaune n'est pas contagieuse !*

« Elle n'était pas contagieuse évidemment pour lui, ajoute M. Beau, qui raconte le procédé ; mais qu'est-ce qui assure qu'elle ne l'eût pas été pour un autre, et même pour Chervin expérimentant dans d'autres circonstances de localités, de saison, etc. »

(48)

Quand on lit ces détails, on reste convaincu qu'il n'a fallu rien moins que l'aveuglement des passions politiques pour empêcher de voir, dès l'abord, ce qu'il y avait d'inanité dans la conduite d'un semblable expérimentateur.

En 1844, la question des quarantaines fut reprise à l'Académie de Médecine. La discussion fut longue. Elle se termina par le triomphe absolu de l'esprit d'aventure.

Cette fois, il s'agissait de la peste ; nul ne se rappela la maxime : *Opinionum commenta delet dies.* Le préjugé politique l'emporta sur l'évidence fournie par les faits les mieux avérés ; et les intérêts de la santé publique méconnus furent forcés encore de céder le pas aux intérêts mal compris du commerce.

Les documents les plus authentiques avaient été produits inutilement. Ainsi M. Ségur-Dupeyron, secrétaire du Conseil supérieur de santé, inspecteur des établissements sanitaires de France, avait fait voir que, avant l'établissement des lazarets, les apparitions de peste en Égypte avaient toujours été suivies de peste soit à Venise, soit à Gênes ; que, quand des guerres ou d'autres causes interrompaient le commerce de Gênes et de Venise avec le Levant, les pestes d'Égypte ne se montraient pas en Italie. M. Ségur-Dupeyron démontrait ainsi, l'histoire à la main, qu'avant l'établissement des lazarets, la liberté des mers, résultat naturel de la paix, favorisait éminemment le transport de la peste d'Égypte en Europe. Il avait fait voir, par contre, qu'après l'établissement des lazarets, de 1721 jusqu'à 1830, à trente-trois reprises, la peste avait été étouffée, sur des bâtiments, à l'arrivée ou pendant le séjour, dans les lazarets de Venise, Trieste, Livourne, Gênes et Marseille.

Sur la question de *contagion*, M. Ségur-Dupeyron avait apporté des faits qu'on ne pouvait contester. Il suffira de citer le suivant. La peste ayant été importée à Malte, à Gozzo, à Corfou et à Céphalonie ; le général Maitland, gouverneur de Malte et plus tard des îles Ioniennes, parvint à arrêter ces quatre pestes à l'aide d'un isolement sévèrement observé. Dans la peste de Malte, la maladie avait cessé, sauf un cas grave qui s'était déclaré le matin même du jour où, les mesures étant prises partout au point de vue de la contagion, il voulait proclamer la disparition du fléau et le rétablissement des communications. Le général Maitland fit isoler rigoureusement le nouveau malade, la proclamation parut, et aucun cas nouveau ne vint lui donner un démenti.

Selon le général Maitland, il y avait, dans ce seul fait, une preuve manifeste que la peste était une maladie contagieuse.

Les réflexions de M. Ségur-Dupeyron à ce sujet méritent d'être repro-
duites. « L'opinion du général Maitland, dit-il, est d'un grand poids. Un
gouverneur de Malte, un préfet de Marseille, en un mot, un administrateur,
parviendront, plus facilement que des médecins, à découvrir la vérité rela-
tivement au mode de communication qu'affecte une maladie quelconque.
De quoi s'agit-il alors? De suivre la filiation des atteintes de la maladie.
Pour cela, il faut savoir d'où vient le premier malade, avec qui il a communiqué. Or, c'est là bien plutôt une enquête de police qu'une enquête
médicale; c'est une question de passe-port, si je puis m'exprimer ainsi,
pour laquelle un commissaire de police est bien plus compétent qu'un
médecin. Eh bien, ce fait de la peste s'éloignant à jour et à heure fixe, et
sur l'ordre, si je puis parler ainsi, du général Maitland, ne s'est pas seulement produit à Malte, il s'est produit également à Gozzo, à Corfou et à Céphalonie. Une fois, cela pourrait, à la rigueur, être considéré comme une
coïncidence; mais le fait quatre fois renouvelé peut paraître une démonstration. » [PRUS, *Rapport à l'Académie de Médecine sur la peste et les quarantaines, etc.* (pièces et documents). Paris, 1846.]

Malgré de telles autorités, le préjugé anti-quarantenaire ne put être
vaincu. La France était alors sous l'influence des idées qui dominent dans
l'économie financière où, avec juste raison, la balance des intérêts com-
merciaux passe avant tout, quand on regarde uniquement et un peu trop
exclusivement ce côté de l'économie politique. Il en résulte que le Gouvernement lui-même prit l'initiative des propositions de réforme.

« Le lundi 14 août 1845, dit l'auteur de l'*Éloge de Chervin*, le Conseil
supérieur de santé est réuni sous la présidence de M. le Ministre du Commerce. On savait que, dans cette séance, on devait s'occuper de modifications à apporter aux quarantaines; mais on était loin de s'attendre à l'étendue, je dirais volontiers au *radicalisme* de ces réformes, et, chose remarquable, c'est le Gouvernement lui-même qui allait prendre l'initiative de
ces propositions! Le Ministre, en effet, dans un court préambule, après
avoir montré l'urgence et la légitimité de ces réformes, et commençant par
nos relations avec les Antilles, n'hésita pas à déclarer *que la science s'était
définitivement prononcée, et qu'il n'était plus permis de croire à la contagion de
la fièvre jaune!* Et alors l'abolition de la quarantaine ayant été mise aux
voix, cette abolition a été votée à l'unanimité! Il ne s'est pas montré un seul
opposant dans le Conseil! » Et l'auteur ajoute en note : « Si Chervin eût
vécu quelques jours de plus, il assistait au triomphe de ses idées, etc... »
[DUBOIS (d'Amiens), *Éloges*, t. II, p. 522.]

(5o)

Beau triomphe en effet et qui a été dignement couronné par l'événement
de Saint-Nazaire!

Voilà donc d'où provenait le mal. Une première fois la science avait été
dominée par la passion politique. Maintenant elle était opprimée par la passion encore plus aveugle des intérêts matériels (1).

Tel était donc le régime sanitaire en 1865, quand le choléra s'est manifesté à Marseille. Les événements de Saint-Nazaire n'avaient fait apporter à
ce régime aucune modification, et la quarantaine, abolie pour la fièvre
jaune, l'était *à fortiori* pour le choléra, maladie à laquelle bien peu de personnes attribuaient des propriétés transmissibles.

Aujourd'hui l'on sait qu'en penser, et mes études, faites sur place, au
plus fort de l'épidémie, spontanément, sans préjugé comme sans mission,
ont éclairé tous les esprits qui ont voulu l'être.

« Une quarantaine, même dans une épidémie, a toujours de grands
avantages; les individus qui se renferment sont moins exposés aux influences
atmosphériques, et sont par là soustraits à la plupart des causes prédispo-
santes..... Ils peuvent enfin user avec plus de facilité des moyens préservatifs. » (CLOT-BEY.)

La question des quarantaines est un problème de science appliquée des
plus importants de notre époque. Il s'agit des intérêts les plus graves des
nations, de leurs rapports mutuels, de leur économie intérieure, de leur
existence même : la préservation effective de la vie humaine y est mise en jeu.

Les principes de la quarantaine sont l'isolement et la neutralisation des
éléments morbides, partout où la présence de ces éléments peut être
supposée.

---

(1) La violence de ces intérêts matériels s'était fait jour jusque dans les solennités académiques,
Dans l'*Éloge de Pariset*, ayant à parler des résultats de la mission accomplie en Espagne en 1821
par Bally, François, Pariset et Mazet, chargés d'étudier la fièvre jaune qui régnait à Barcelone,
M. Dubois (d'Amiens) s'exprime ainsi :

« La réponse de la Commission au Gouvernement fut que la fièvre jaune avait été importée à
Barcelone, et qu'elle s'était propagée dans cette ville par voie de contagion, » et en note il ajoute
ces mots : « J'ai dit plus haut que la politique s'était mêlée à la question de la fièvre jaune. Le
Gouvernement voulait en effet une solution, et il la voulait dans le sens de la contagion. Ce n'é-
tait pas seulement la fièvre jaune qu'il voulait confiner en Espagne, mais aussi le régime constitutionnel; de là cette armée d'observation au pied des Pyrénées, qui fut bientôt convertie en
armée d'invasion. » [DUBOIS (d'Amiens), *Éloges*, t. I, p. 28.]

Ainsi l'on accuse les Commissaires d'avoir obéi aux injonctions supposées du Gouvernement
plutôt qu'aux inspirations de leur conscience !! La note affirme en effet ce qui, dans le texte, n'est
qu'une vague insinuation. Peut-on ne pas s'étonner d'un tel langage, si l'on veut bien penser à
la dignité de la profession des Commissaires et à la mémoire honorable laissée par chacun d'eux?

On ne nie pas ces éléments : il faut donc en tenir compte. Les exemples d'immunité, en effet, sont toujours et partout des exceptions.

Mais l'isolement et la neutralisation présentent, dans l'application en grand, des difficultés de plus d'une nature. Il en résulte de la gêne pour les individus et des mécomptes dans les spéculations commerciales.

Pour les individus, la question se réduit à savoir si la société, pour son propre salut, n'a pas le droit d'imposer à des particuliers quelques jours de repos et quelque restriction dans l'étendue de leurs promenades.

Quant à la spéculation commerciale, elle est facile à sauvegarder. L'*assurance* peut fort bien s'appliquer aux cas de peste comme elle s'applique aux cas de grêle et d'incendie.

Dans la question il reste donc ce point : il reste à employer les moyens de rendre la quarantaine efficace.

Les agents chimiques de la neutralisation sont d'un effet certain pour les hommes et pour les choses. Il s'agit de les appliquer à tout avec discernement et discrétion.

Les individus soumis à la quarantaine se divisent naturellement en deux classes. Il y a les malades et les personnes dont la santé n'a pas encore reçu d'atteinte.

Il faut mettre et soigner à part les malades; et les infirmiers qui leur sont affectés doivent être sévèrement astreints aux pratiques d'isolement personnel qui consistent à se nettoyer chaque jour et à imprégner ses vêtements avec la liqueur détersive adoptée, et formulée conformément aux indications de la science.

Les personnes bien portantes sont soumises aux mêmes précautions de toilette hygiénique, sans gêner autrement leur liberté sous aucun rapport, autant que le comportent les dispositions locales, la nature du climat et les règlements destinés à rendre l'isolement quarantenaire efficace.

Quant aux choses, rien n'est insidieux comme les marchandises pour recéler le principe des maladies transmissibles. On ne doit pas se faire illusion ni conserver à cet égard la moindre incertitude.

Pour la démonstration de cette vérité, il y a des faits anciens et des faits nouveaux. Les faits anciens, on s'est trop hâté de les mettre en doute : il y a une certitude historique. Il n'est plus permis aujourd'hui de tourner en dérision l'histoire du bracelet envoyé furtivement par un mari à sa femme, impatiente des lenteurs de la quarantaine qu'il était obligé de subir au retour d'Orient. Si c'est à la dernière peste que s'applique ce bracelet, elle coûta cher à Venise; car le fléau de 1630 enleva 682 000 habitants aux provinces soumises à la République.

Les faits anciens sont fort nombreux, et peut-être est-on disposé à les regarder comme moins contestables, aujourd'hui que des faits récents invitent à croire qu'ils ont eu leur possibilité.

Les premiers lazarets ont été institués à Venise, à une époque où Venise occupait le premier rang parmi les nations commerçantes de l'Europe. Les sacrifices imposés au commerce ne pouvaient lui être indifférents, et une mesure radicale comme une quarantaine de quarante jours devait avoir une puissante raison d'être dans des faits bien avérés.

Voici les faits nouveaux : deux suffisent; le premier s'est passé à Saint-Nazaire-en-Loire en 1861, le second à Marseille en 1865.

« Le 25 juillet 1861, le navire *Anne-Marie*, venant de la Havane avec un chargement de 2000 caisses de sucre, se présentait aux portes du bassin avec une patente de santé brute.

» Le bruit se répandit en même temps qu'il avait perdu deux hommes de son équipage, morts de la fièvre jaune vers les Açores; que deux autres étaient convalescents, que le capitaine était malade.

» L'agent sanitaire s'empressa d'appeler le médecin de la santé.

» Le médecin sanitaire, à la suite de sa visite, délivra un bulletin de fièvres intermittentes avec un caractère pernicieux. *Il ne crut pas devoir convoquer la Commission sanitaire, et les cas de mort remontant d'ailleurs à plus de huit jours, en qualité de maire et de président de cette Commission il autorisa la libre pratique.*

» Le navire entra dans le bassin. L'équipage fut mis à terre et congédié immédiatement. Les formalités de douanes furent accomplies le 26; et, le 27 juillet, le déchargement commençait sous la surveillance du second.

» Aussitôt les panneaux du navire ouverts, la fièvre jaune atteint ses victimes. Tous ceux qui ont travaillé dans l'intérieur du navire ont été généralement frappés; la plupart sont morts. Bien plus, l'air infecté sortant du navire par les panneaux a frappé quelques hommes des équipages de navires amarrés *sous le vent* et proche de l'*Anne-Marie*, et ces hommes sont morts.

» L'air chargé de miasmes délétères a agi avec une énergie foudroyante. Le *Chastan*, petit remorqueur de l'usine d'Indret, monté de cinq hommes d'équipage, tous gens vigoureux et de bonne santé, a été amarré le long du bord et sous le vent de l'*Anne-Marie* pendant les quarante heures qui ont suivi l'ouverture des panneaux. Trois d'entre eux sont montés à bord du navire et sont descendus dans l'intérieur pour visiter l'arrimage. Repartis le 29 juillet pour Indret, tous les cinq y sont morts de la fievre jaune, et la première victime succombait le 2 août.

» Le déchargement du navire a duré du 27 juillet au 4 août. Le 5, le second du navire succombait à Saint-Nazaire à la terrible maladie, puis une série de victimes, dont l'une a particulièrement ému l'opinion publique. *M. Chaillon, médecin à Montoir, était emporté par la fièvre jaune après avoir donné des soins à trois travailleurs qui avaient respiré l'infection à bord de l'Anne-Marie, et étaient venus mourir chez eux, dans sa commune.* L'Empereur a accordé à sa veuve une pension de 1200 francs sur sa cassette particulière.

» Deux hommes de l'équipage du *Cormoran*, un de celui du paquebot de Lorient, qui étaient amarrés sous le vent, sont morts à leur retour à Lorient.

» L'*Anne-Marie* fut coulée, de manière à être lavée plusieurs fois par jour par le flot de la marée montante. Après huit jours de submersion, ce navire a été désinfecté par des lavages réitérés au chlorure de chaux et au sulfate de fer, accompagné de grattages minutieux. » (Auguste CHÉROT, de Saint-Nazaire-en-Loire, ancien adjoint au maire de Nantes, ancien élève de l'École Polytechnique; br. in-8°, 19 pages.)

On a vu que le chargement de l'*Anne-Marie* se composait de caisses de sucre.

Parmi les faits recueillis à Marseille, celui de la Poste aux lettres est des plus remarquables. Je reproduis le texte que j'ai communiqué à l'Académie des Sciences (voyez *Comptes rendus des séances de l'Académie des Sciences*, cahier du lundi 16 octobre 1865) :

« Depuis quelques jours, on disait en ville que les employés de la Poste avaient été malades. On citait un nombre considérable de facteurs plus ou moins atteints. On affirmait que l'Administration centrale avait envoyé de Paris des suppléants pour que le service ne souffrît point. On disait que les employés *à l'arrivée*, ceux qui ouvrent les dépêches, avaient été tous malades, et qu'il y avait eu des morts parmi eux. On m'avait montré une lettre dont le signataire ne l'avait pas écrite à la légère, et dans laquelle ces bruits étaient presque tous confirmés. Un journal enfin, le *Courrier de Marseille*, s'était rendu l'écho de ces bruits, insistant sur les malades du bureau de l'arrivée et ajoutant qu'au *départ* il n'y avait eu que deux facteurs atteints.

» Pour savoir la vérité, je m'adressai à M. le Directeur, qui connaissait, comme tout le monde, le but purement scientifique de mes investigations.

C'était le lundi 9 octobre 1865. Voici ce que je constatai à la suite d'une longue conversation.

» J'avais recueilli des chiffres dont j'étais sûr. La Direction des postes de Marseille compte plus de 120 personnes, dont 75 à 80 facteurs, 22 employés au bureau du départ et 9 au bureau de l'arrivée.

» On n'a pas eu à regretter un seul mort au service du départ; on pourrait même dire qu'il n'y a pas eu de malades; tandis qu'au bureau de l'arrivée, sur 9 employés, il y a eu 8 malades desquels 1 mort.

» Et ces huit malades ont été malades l'un après l'autre : cela m'a été prouvé pour les cinq premiers. Celui qui ouvrait les dépêches d'Orient tombe malade, est *cholérisé* : c'est l'expression usitée. On en met un autre à sa place : même effet, et ainsi de suite jusqu'à cinq. On m'avait dit que le Directeur lui-même avait été atteint pour avoir, un certain jour, procédé à l'ouverture des dépêches d'Orient, et c'était la vérité, car il en portait encore des marques sensibles.

» M. le Directeur ne contesta point les chiffres de son personnel. Le fait de sa maladie avait été connu de tout Marseille. Comment aurait-on ignoré aussi la maladie de ses employés?

» Je le complimentai sur les conditions hygiéniques si bien entendues dont il avait entouré le local de son administration. J'avais vu sur sa cheminée un grand flacon débouché de *vinaigre phéniqué*, et l'odeur de l'acide phénique se faisait sentir partout.

» Oui, me dit-il, si cela ne fait pas de bien, ça ne peut pas faire de mal. » J'ai ordonné qu'on en mît partout. Depuis lors je n'ai plus de malades; » les employés du bureau ambulant s'en sont très-bien trouvés aussi; je le » leur avais indiqué. Il n'y a rien comme la confiance : l'esprit rassuré for- » tifie le corps. »

» Je n'ajoute rien, je n'affaiblis rien, je ne commente rien, j'en appelle à M. Gouin lui-même. Tout cela ne démontre-t-il pas jusqu'à l'évidence que le contact et la manipulation de correspondances provenant de localités infectées sont susceptibles de communiquer la maladie? »

Voici un autre fait qui rentre dans la même catégorie. Je reproduis un extrait textuel de la lettre qui m'a été adressée à Marseille à ce propos. J'avais quitté cette ville quand la lettre y est parvenue : c'est à Paris que je l'ai reçue. L'étude sur place, avec le concours de M. le docteur Leydet, de quelques-unes des circonstances relatées dans sa lettre m'aurait certainement permis de remonter aux sources; car rien n'est plus propice à ce genre de recherches que d'avoir à les faire dans une localité isolée, parfaitement circonscrite et ne contenant qu'une population restreinte.

« Monsieur,... le choléra a éclaté dans notre localité brusquement, sans prodromes, et a fait en quelques jours plusieurs victimes. Mais il a, principalement dans le début, exercé ses ravages sur les vieillards et les personnes maladives. Ce n'est que quelques jours après que nous l'avons vu frapper d'une manière foudroyante sur deux personnes dans la force de l'âge.

» Une vingtaine d'habitants n'ayant pas quitté le pays ont été atteints à différents degrés.

» Notre pays a une position topographique des plus heureuses. Il est situé au centre d'une plaine et sur un grand rocher. L'air y est bon, la population y est aisée, les habitations sont suffisamment aérées, tout enfin nous place dans des conditions hygiéniques des plus satisfaisantes.

» La principale industrie du pays est le blanchissage des linges de Marseille. Cependant, Monsieur, pas une de nos blanchisseuses n'a été atteinte. (M. Leydet oublie l'influence de l'eau de javelle dont se servent les blanchisseuses.) Bien plus, ayant poussé plus loin mes investigations, j'ai su que pas une de nos lessiveuses n'avait eu dans sa clientèle des personnes atteintes de la maladie.(Encore une raison d'immunité à laquelle il ne songe pas.) Comment donc expliquer qu'un pays aussi salubre soit atteint si cruellement? Quant à moi, je ne puis le comprendre ; car aucune des personnes qui ont été frappées n'avait quitté sa demeure, tandis qu'une foule d'autres, soit blanchisseuses, soit cultivateurs, n'ont pas cessé d'aller régulièrement toutes les semaines à Marseille.

» Il est une observation, à mon avis, d'une grande importance : c'est que, lorsqu'un cas s'est manifesté dans une maison, d'autres membres de la famille ont été atteints de la maladie. Ainsi, une femme meurt du choléra : son mari octogénaire meurt le lendemain ; une fille qui les a soignés, âgée de quarante ans, meurt quelques jours après ; le frère (trente ans) est aussi frappé, et de prompts secours le sauvent. Voilà donc quatre cas dans la même maison.

» Autre exemple : une fille de vingt-cinq ans meurt foudroyée en quelques heures; son père, âgé de soixante-dix ans, meurt le lendemain ; une autre femme, âgée de soixante-dix ans, meurt du choléra ; son mari, homme robuste de soixante ans, meurt aussi.

» Voilà, je crois, Monsieur, des cas bien remarquables de la transmission du fléau.

» Je dois observer encore qu'au moment de l'épidémie, ayant conseillé à nos habitants d'allumer de grands feux sur les places et dans les rues, le choléra a disparu immédiatement. Devons-nous attribuer la disparition du fléau à cette mesure hygiénique ? Je n'ose l'espérer. Mais cependant, si ces feux n'ont pas produit un effet matériel dans l'air, ils ont au moins eu un résultat moral des plus satisfaisants. En effet, toute la population, justement alarmée par la gravité du fléau, était dans un état moral des plus pénibles. Les feux ont ranimé leur énergie ; chacun a voulu contribuer à l'idée d'éloigner la maladie ; et, chaque soir, notre population presque joyeuse se rassemblait sur les places pour tisonner nos immenses brasiers, et pensant fort peu à leur pénible situation, allait prendre un repos réparateur bien salutaire dans un moment d'épidémie où le moral a besoin d'être fortement retrempé.....

» Recevez, Monsieur, etc.

» *Signé* : Leydet, *d.-m.*

» Cabriès, 15 octobre 1865. »

Ainsi, en 1861, à Saint-Nazaire, on débarque la fièvre jaune avec des caisses de sucre de la Havane.

En 1865, à Marseille, à la Poste aux lettres, on sort le choléra des valises d'Orient avec la correspondance.

Et comment, si ce n'est porté par les arrivages de Marseille, le choléra aurait-il pu escalader le village de Cabriès, dont les habitants sont *aisés et dans des conditions hygiéniques des plus satisfaisantes*, selon le langage de M. Leydet, qui rappelle celui de M. Aubert-Roche à propos d'Ismaïlia.

Il y a donc des matières suspectes. La question des matières suspectes, quand il s'agit de maladies transmissibles, n'est donc pas une question oiseuse.

D'après les principes posés dans la deuxième partie, le traitement de ces matières est nécessairement en rapport avec leur nature.

Les produits organiques doivent être réputés les plus suspects et plus rigoureusement traités que les produits minéraux.

Pour tous, il faut une ventilation bien entendue, un maniement intelligent et fragmenté avec les agents neutralisateurs, dans des espaces réglés, dont l'atmosphère est calculée, et avec des employés maintenus dans un état d'isolement préservatif pendant toute la durée du travail.

L'enceinte de la quarantaine doit contenir une infirmerie pour les malades et les convalescents, et un bâtiment séparé pour loger convenablement les passagers en pleine santé ; l'ensemble entouré de vastes espaces proportionnels permettant une libre circulation dans l'enceinte générale.

Avant toutes choses, il ne faut pas perdre de vue ce point ; l'efficacité de la quarantaine reposant sur l'isolement, on doit pourvoir d'avance aux moyens d'éviter une concentration même transitoire, soit des hommes, soit des choses.

Il fallait réformer les quarantaines, en corriger les abus, mettre leurs pratiques au niveau de la science ; il ne fallait pas les supprimer.

On ne peut pas nier la transmissibilité. L'erreur a été de la diviser en deux classes, d'en faire de deux sortes, d'admettre une transmissibilité par contagion et une transmissibilité par infection. Cela peut être bon pour l'école, mais la pratique n'admet pas ces distinctions. Quand l'épidémie est dans la période d'accroissement, toutes les formes de transmissibilité se confondent.

Ceux-là ont ruiné les quarantaines qui, se fondant sur leur propre témérité, ont nié de la manière la plus absolue la transmissibilité par contagion.

« Et ceux qui voulaient plaisanter ne pouvaient guère s'empêcher de comparer cela (l'établissement des quarantaines) à l'exploit de ce brave homme qui croyait attraper les corneilles en fermant les portes de son parc » (*Areopagitica* de Milton). Pour la bête à plume, c'est fort bien ; mais pour le gibier à poil, pour les lièvres et les lapins, le procédé du brave homme était parfaitement efficace.

Au reste, l'événement a modifié bien des convictions, et l'on ne croit plus aujourd'hui que les courants d'air soient seuls capables de transporter les maladies transmissibles d'un lieu dans un autre.

Les mesures prises par le Gouvernement en sont la preuve. Voici en effet le langage tenu à la conférence internationale par les délégués du Gouvernement français, le 14 mars 1866 (*voir* le *Moniteur* du 22 mars suivant) :

« C'est à peu près uniquement dans le retour par mer qu'est le danger contre lequel il importe de se prémunir.

» Qu'y aurait-il à faire pour cela ?

» Imposerait-on une quarantaine aux pèlerins à leur arrivée à Suez ou dans tout autre port d'Égypte ? Oui, s'il s'agissait de quelques centaines de voyageurs dans des conditions ordinaires....

» Essayerait-on, pour diminuer l'affluence des arrivants en Égypte, de régler d'une manière convenable l'embarquement à Djeddah, de faire un choix, de fixer le nombre des embarcations, etc. ? Mais toutes ces précautions

nécessiteraient, pour être mises à exécution, une force armée considérable
au port d'embarquement.

» Représentez-vous cette multitude en proie au choléra, frappée de terreur et voulant fuir à tout prix, et jugez si les mesures d'ordre dont il s'agit
n'amèneraient pas infailliblement des collisions sanglantes.

» L'an dernier, les navires en partance furent, en quelque sorte, pris
d'assaut par les fuyards (1). On peut affirmer qu'il en serait de même cette
année dans des circonstances analogues, et si la prise d'assaut des navires

---

(1) Dans une lettre écrite au *Journal de Nice* le 29 juillet 1865, M. le comte Raoul du Bisson
donne les détails suivants :

» Notre deuxième voyage en Abyssinie a offert des désagréments et des périls exceptionnels
par la coïncidence de la grande fête musulmane avec le vendredi. Le pèlerinage, cette année, équivalait à sept voyages à la Cahaba de la Mecque, c'est-à-dire assurait aux pèlerins sept fois plus
de houris, sept fois plus de jouissances dans le fameux paradis aux beautés inénarrables. Aussi
les Mahométans mouraient-ils avec joie. Le choléra, chose incroyable, était représenté par les
prêtres et les derviches de l'Islam comme une récompense précieuse, une preuve d'amour du
doux Prophète.

» C'était un spectacle effrayant, épouvantable, de voir des hommes fanatisés, les tourneurs, les
hurleurs, aux yeux hagards, à la bouche écumante, convulsionnaires hideux, montés sur des monceaux de cadavres, crier aux vivants et aux agonisants : Allah ! Allah ! réjouissez-vous, enfants du
Prophète, bénissez le fléau qui vous dévore. A vous d'innombrables houris, à vous les délices,
toutes les joies, toutes les félicités ! Donnez, donnez à la Cahaba vos biens, votre fortune. Allah !
Allah ! Et quand ils ne donnaient pas, les pauvres moribonds, on les dépouillait.

» A Djeddah, port de la mer Rouge (Asie), 28 000 cadavres jonchaient les rues, les places, la
plage ; à Soakim, ville maritime du Soudan (Afrique), les morts ne se comptaient plus. Le 1er bataillon du 3e régiment égyptien nègre avait été emporté par le choléra. La route de Djeddah à
la Mecque n'offrait qu'un immense tapis de corps en putréfaction ; de la Mecque à Médine les
chameaux regardaient avec effroi ce pavage humain, et poussaient leur cri plaintif.

» De 250 000 pèlerins, la moitié a servi de pâture aux hyènes et aux gypaètes. Les musulmans des Indes anglaises, les seuls qui aient eu un contrôle, de 11 000 ne sont revenus que 2500
sur les vaisseaux britanniques qui les avaient amenés.

» Mais quand ce pèlerinage a été terminé, quand la fièvre du fanatisme est tombée, alors une
panique indicible s'est emparée des survivants. On se précipitait comme des forcenés sur les vapeurs anglais et égyptiens ; c'était une furie, une rage qui tenait du délire. Démence atroce qui
poussait l'égoïsme jusqu'aux dernières limites de la lâcheté. On abandonnait femmes, enfants,
père, mère. On se ruait, ivre de peur, sur les embarcations. On envahissait les vaisseaux ; on
montait à l'abordage ; le sang coulait, les cimeterres se rougissaient, les blessés étaient lancés à
la mer. Le choléra ! le choléra ! cri terrible qui partout retentissait sur la terre, sur les flots, dans
les palais, dans les chaumières. Cri d'appel que poussait l'ange de la Mort ! Le *Cleyd*, le *Soakim*,
le *Governor*, le *Nedgic*, etc., tous les vapeurs anglais et égyptiens pouvant porter à peine
800 personnes entassées, en contenaient chacun 2000 ou 3000.

» Chose étonnante ! tous payaient, personne ne fraudait, et cependant c'était si facile ! mais en
route l'eau manquait, l'air manquait, les vivres manquaient, la chaleur seule était prodiguée à
75 degrés, et le choléra triomphant emportait les victimes par centaines. On jetait à la mer les

était empêchée par une force maritime, vous imaginez facilement ce qui se passerait à terre pour arriver à être du nombre des partants....

» Que reste-t-il donc à faire? Il reste, selon nous, à mettre en pratique la mesure la plus facile à exécuter et la plus sûre, celle qui offre le moins d'inconvénients sous tous les rapports. Elle consisterait, en cas de choléra parmi les pélerins, à interrompre momentanément, c'est-à-dire pendant la durée de l'épidémie, toute communication maritime entre les ports arabiques et le littoral égyptien, en laissant ouverte aux *hadjis*, pour leur retour en Égypte, la route suivie par la caravane. En d'autres termes, les pèlerins seraient assujettis à faire une quarantaine, soit sur place, pour ceux qui préféreraient attendre dans le *Hedjaz* la fin de l'épidémie, soit dans le désert, pour ceux en plus grand nombre qui suivraient la caravane.

» Voici maintenant comment nous comprenons la pratique de cette mesure.

» 1° En cas de manifestation du choléra parmi les pèlerins, les membres de la Commission ottomane, assistés au besoin par d'autres médecins commis *ad hoc*, signaleraient le fait aux autorités locales ainsi qu'aux navires de guerre stationnés à Djeddah et à Yambo, et en expédieraient l'avis en Égypte.

» 2° Sur la déclaration des médecins sus-mentionnés, les autorités proclameraient l'interdiction, jusqu'à nouvel ordre, de tout embarquement, et inviteraient les pèlerins à destination de l'Égypte à prendre la voie de terre.

» 3° En même temps, les navires de guerre feraient éloigner des ports d'embarquement tous les bâtiments à vapeur ou à voiles qui s'y trouveraient, et exerceraient une surveillance aussi exacte que possible, à l'effet d'empêcher tout départ clandestin.

» 4° Sur l'avis reçu de la présence du choléra parmi les pèlerins, les au-

---

putréfiés de la veille, les morts du jour et *ceux du lendemain;* le trépassé et l'agonisant, tous ensemble, pêle-mêle.

» Le commandant d'un vapeur anglais fut épouvanté des désastres qu'une pareille prise d'assaut pouvait avoir pour son bâtiment. Il devait partir dans deux jours; il employa tout son équipage à construire sur le pont et à l'entour une forte muraille de bambou, haute de 3 mètres, fit mettre à l'escalier quatre matelots, armés de haches d'abordage, pour protéger la montée. Au point du jour soixante sambouchs (grandes barques arabes aux mâts élevés) entourèrent le vapeur. Grimpant sur les mâts, le yatagan entre les dents, les musulmans s'élancèrent sur les cordages, s'accrochèrent aux bambous, et, à coups de poignards, de sabres, de cimeterres, démolirent ce rempart, inondèrent le vaisseau, en un mot le prirent à l'abordage. L'équipage et les officiers épouvantés abandonnèrent tout aux envahisseurs. »

(6o)

torités égyptiennes interdiraient l'entrée à toutes les provenances de la côte arabique, à partir d'un point au sud de Djeddah qui serait déterminé ; de plus, elles assigneraient aux navires délinquants, après les avoir ravitaillés, s'il y avait lieu, une localité sur la côte arabique, Tor, par exemple, où ils feraient quarantaine.

» 5° Quant à la caravane, elle devrait, selon l'usage, être arrêtée à plusieurs journées de marche de Suez ; elle y serait visitée par une Commission médicale et ne recevrait l'autorisation de pénétrer en Égypte que tout autant que son état sanitaire serait reconnu exempt de danger. »

Telles sont les mesures proposées par les délégués du Gouvernement français à la conférence sanitaire de Constantinople. La suite démontre qu'elles ont été adoptées et mises en pratique.

Comme complément à ces mesures et à propos des quarantaines dans les ports de mer, un régime sanitaire nouveau a été inauguré par le décret suivant de l'Empereur :

NAPOLÉON,

Par la grâce de Dieu et la volonté nationale, Empereur des Français,

A tous présents et à venir, salut :

Sur le Rapport de notre Ministre de l'Agriculture, du Commerce et des Travaux publics ;
Vu la loi du 3 mars 1822 ;
Vu le décret du 24 décembre 1850 ;
Vu la convention sanitaire du 3 février 1852 et le règlement général du 27 mai 1853 ;
Vu les arrêtés ministériels du 30 août 1861 et du 10 juin 1862 ;
Vu les décrets du 7 septembre 1863 et du 28 juin 1864 ;
Vu l'avis du Comité consultatif d'hygiène publique ;

Avons décrété et décrétons ce qui suit :

ART. 1er. Les mesures sanitaires applicables en cas de patente brute de choléra peuvent, comme en cas de patente brute de fièvre jaune, avoir une durée différente pour les passagers, les hommes d'équipage, le navire et les marchandises.

ART. 2. Les navires sont isolés à leur arrivée, et tenus à l'écart jusqu'à l'entier accomplissement des mesures sanitaires dont ils doivent être l'objet.

ART. 3. Constatation faite par le service sanitaire des conditions dans lesquelles se trouvent les navires, il est procédé, avant l'ouverture des écoutilles, et préalablement à toute autre opération, au débarquement des passagers et de ceux des hommes d'équipage dont la présence à bord n'est pas indispensable.

ART. 4. Les cholériques et les personnes reconnues par la visite médicale atteintes de cholérine ou de toute autre affection de nature à devenir compromettante pour la santé publique, sont immédiatement déposés, pour y être traités à part, au lazaret ou dans un local pouvant en tenir lieu.

ART. 5. Les autres personnes sont retenues en observation, soit dans le lazaret même, soit dans un autre lieu isolé que désigne l'autorité sanitaire ; et elles y sont soumises, selon les cas, aux mesures d'hygiène et de salubrité prescrites par les règlements.

Art. 6. L'observation est de 3 à 7 jours pleins, à partir du débarquement.

Art. 7. Une décision motivée de l'autorité sanitaire détermine, dans les limites ci-dessus fixées, la durée de l'observation pour chaque cas particulier.

Art. 8. Le maximum est applicable aux provenances jugées dangereuses, soit à cause des faits ou accidents sanitaires survenus pendant la traversée, soit à raison de la mauvaise tenue du navire, de la nature et de l'état du chargement, du nombre ou des conditions hygiéniques des hommes d'équipage et des passagers.

Le minimum peut être appliqué lorsque le navire est propre, bien tenu, non encombré, et qu'il n'est survenu aucun fait ou accident sanitaire pendant la traversée.

Art. 9. Lorsque les arrivages ont lieu par des navires de guerre reconnus sains ou par des navires principalement installés pour le transport rapide des voyageurs, dont les cales ont été suffisamment aérées pendant la traversée, qu'il y a à bord un médecin sanitaire commissionné ou en faisant fonction, et qu'il n'est survenu aucun fait ou accident de nature à compromettre la santé publique, les passagers et l'agent des postes peuvent être admis à libre pratique après l'accomplissement des visites et constatations nécessaires.

Art. 10. Les effets à usage des personnes mises en observation sont soumis aux mesures d'assainissement prescrites par les règlements. Le linge sale est toujours lessivé.

Art. 11. Il est procédé, à l'égard des navires et de leur chargement, conformément aux prescriptions de l'arrêté ministériel du 30 août 1861 et du décret du 7 septembre 1863.

Art. 12. La durée des opérations est réglée par le service sanitaire d'après les conditions dans lesquelles le bâtiment se trouve et le degré d'insalubrité qu'il présente.

Art. 13. Les hommes de l'équipage qui ont été employés au nettoyage du navire et ceux qui les ont assistés dans ce travail sont, après l'opération terminée, soumis à l'observation de 3 à 7 jours.

Art. 14. Les lettres et paquets continuent à être soumis aux purifications réglementaires.

Art. 15. Les personnes destinées à reprendre la mer et celles qui voyagent en corps peuvent être tenues de se rembarquer au lazaret même et sans entrer en ville.

Art. 16. Lorsque les circonstances locales ne permettent pas d'exécuter, soit l'ensemble, soit quelques-unes des dispositions ci-dessus, il en est référé par l'autorité sanitaire à notre Ministre de l'Agriculture, du Commerce et des Travaux publics, qui prescrit les mesures nécessaires pour sauvegarder la santé publique.

Art. 17. Les règlements sanitaires antérieurs sont maintenus en tout ce qui n'est pas contraire aux dispositions qui précèdent.

Art. 18. Notre Ministre de l'Agriculture, du Commerce et des Travaux publics est chargé de l'exécution du présent décret, qui sera inséré au *Bulletin des Lois*.

Fait au palais des Tuileries, le 23 juin 1866.

NAPOLÉON.

Par l'Empereur :

*Le Ministre de l'Agriculture, du Commerce
et des Travaux publics,*

Armand Béhic.

Comme on le voit, c'est la quarantaine rétablie, à l'occasion et en vue du choléra.

Isolement du navire;

Inspection sanitaire des individus; leur mise en observation pendant un temps déterminé en principe, mais avec raison *facultatif dans certains cas* (art. **7** et **12**);

Mesures d'assainissement appliquées à tout, aux personnes, aux effets à leur usage, aux lettres et paquets, etc.

Tout y est presque : une seule chose y manque pour la satisfaction complète de l'hygiéniste : c'est le rétablissement formel de la patente suspecte.

Si la patente suspecte n'avait pas été supprimée, si elle eût été en vigueur en 1865, qui peut dire que M. le Directeur de la santé, à Marseille, n'aurait pas eu les moyens d'ensevelir aussi ce choléra au Frioul, d'en étouffer les germes dans ses lazarets?

La patente suspecte eût éveillé l'attention. Au lieu de débarquer les pèlerins de la *Stella* sur le port, au milieu de la population de la ville vieille, on les aurait mis en observation au Frioul, on aurait recherché les causes de la mort des trois *hadji*.

On aurait fait des rapprochements utiles entre les causes accusées, les événements de mer et les accidents connus du voyage qui avait précédé l'embarquement à Alexandrie.

M. Aubert-Roche, Médecin en chef de l'isthme, qui, dès le 24 mai, prenait ses précautions contre l'invasion, avait entre ses mains des éléments suffisants pour justifier la délivrance d'une patente suspecte.

On a embarqué les pèlerins à Alexandrie, on les a pris sur les bords du canal de Mahmoudieh le 1ᵉʳ juin. Le choléra et ses germes étaient campés sur les bords du canal de Mahmoudieh, depuis quinze jours; il y était depuis le 22 mai; il y était arrivé en chemin de fer avec les compagnons du cholérique de Damanhour, avec Hadji Bouzian et Ben-Sliman que la mer devait engloutir, et avec Ben-Kaddour que la tombe attendait à Marseille. Il y avait donc des raisons plus que suffisantes pour faire regarder comme très-suspecte la santé des 67 pèlerins qui sont venus prendre passage sur la *Stella*.

Au reste, le Rapport ministériel qui précède le décret impérial indique suffisamment que l'Administration ne se borne pas à ces mesures.

« Il est permis d'espérer, dit M. le Ministre, que les études auxquelles cette Commission (la Commission de Constantinople) se livre avec la plus louable activité... fourniront même des données très-utiles à consulter *sous le rapport du régime sanitaire intérieur*.... »

Quand on se rappelle avec quelle énergique sagesse a été appliqué l'isolement des animaux atteints de la peste bovine, les prescriptions allant jusqu'à l'abattage; et quand on voit que l'on a ainsi atteint à coup sûr le but que l'on poursuivait, il est bien permis de croire que tout ce qui sera tenté « pour garder les voies de terre contre les communications venant de pays limitrophes infectés » ne sera pas, malgré des assertions contraires, « fatalement et absolument frappé d'une radicale impuissance. »

Quoi qu'il en soit, il doit être permis de constater ici en terminant que l'Académie des Sciences a eu au fond, quoique indirectement, une grande part dans cette amélioration considérable apportée aux mesures destinées à sauvegarder la santé publique.

La question posée scientifiquement, mais très-nettement, devant elle, le 21 août 1865; les communications qui suivirent et provoquèrent, de la part de ses Membres les plus compétents, les Chevreul, les Serres, les Velpeau, les J. Cloquet, etc., de si sages, de si profondes réflexions, dont les *Comptes rendus* portent le témoignage, démontrent que, fidèle à sa mission, l'Académie des Sciences ne voit partout que la science; que son opinion plus ou moins explicite est toujours délibérée avec maturité; que les gouvernants en un mot, chargés en définitive de toutes les responsabilités, ont grand intérêt à prêter l'attention la plus sérieuse aux conséquences qui découlent de cette opinion, quand il s'agit de faire des applications au bien du pays.

RÉSUMÉ THÉORIQUE ET PRATIQUE.

Du travail qui précède résultent les vérités suivantes :

I. Le principe du choléra est transmissible : il se transmet par les hommes et par les choses (*voyez* l'Introduction et la première Partie et le fait de Cabriès, p. 55).

II. Dans le sujet atteint, le système nerveux de la vie organique est envahi. Son action est troublée, renversée, déprimée, anéantie. Ce trouble, ce renversement, cette dépression, cet anéantissement se manifestent par le désordre qui envahit les fonctions soumises à la dépendance médiate et immédiate du grand sympathique (*voyez* p. 27 et suiv.; *voyez* aussi *Comptes rendus des séances de l'Académie des Sciences,* t. LXI, p. 772, communication de M. J. Cloquet).

III. L'opium est le seul remède à opposer au mal dès le principe. L'opium, agissant sur le système nerveux de la vie organique de la même façon qu'il agit sur le système de la vie de relation, le grand sympathique devient insensible à toute action extérieure et par conséquent à l'action du principe cholérique. Sous ce point de vue, administré dès le début, c'est-à-dire en temps opportun, l'opium doit être regardé comme le remède spécifique du choléra. Les insuccès de son emploi doivent être attribués à l'administration tardive du remède, et aussi aux complications occasionnées par la débilité naturelle des sujets et par les maladies concomitantes dont ils sont affectés (*voyez* les observations, p. 31 et suiv.).

IV. L'acide phénique est un moyen spécial infaillible pour neutraliser les principes morbifiques dérivant de l'organisation. Il est plus puissant que le chlore, plus puissant que les acides de toute nature (*voyez* les expériences, p. 18 et 19).

Les moyens préservatifs applicables à la personne consistent dans l'emploi de l'acide phénique étendu dans du vinaigre dans la proportion d'un dixième d'acide phénique. Tous les matins, avant de sortir, on fait sa toilette avec ce mélange comme avec de l'eau de Cologne, en insistant sur la figure, le cou, les mains, c'est-à-dire sur les parties de la peau habituellement découvertes et exposées au contact de l'air. Quand on a des malades à secourir, on verse quelques gouttes du mélange pur sur les manches des habits et l'on fait de nouveau sa toilette après la visite.

Dans les maisons d'habitation, il est indispensable d'entretenir avec soin la propreté des lieux et des vases destinés à recevoir les déjections, en les rinçant immédiatement après l'usage, et chaque fois avec un mélange de chlorure liquide, phéniqué au dixième.

D'après MM. Cloëz et J. Lemaire, l'eau à la température de 20 degrés centigrades peut dissoudre 5 pour 100 d'acide phénique cristallisé.

Le vinaigre phéniqué du docteur Quesneville dont on se sert pour la toilette à la dose de quelques gouttes se compose de :

> Vinaigre ordinaire...................... 4 parties.
> Acide phénique......................... 1 »

M. Jules Lemaire donne sous le nom de *eau phéniquée pour la toilette* la formule suivante.

Prenez :

> Acide phénique cristallisé........... 10 grammes.
> Essence de mille-fleurs.............. 1 »
> Teinture de *quillaya saponaria*. ..... 50 »
> Eau de fontaine (1 litre)............ 1000 »

Mêlez.

La dose est d'un dixième versé dans l'eau destinée à la toilette.

Mes expériences de Marseille à l'établissement de Menpenti (*voyez* p. 18 et suiv.) ont été faites avec :

> Chlorure de chaux liquide. .... 900 grammes.
> Acide phénique................... 100 »

On avait ainsi 1 litre de liqueur dont la dixième partie, mêlée à 9 parties d'eau ordinaire, était suffisante pour désinfecter dix tinettes de 70 litres. La liqueur était préparée par M. Roussin, pharmacien, rue de Noailles, près le boulevard du Musée, à Marseille.

PIÈCES JUSTIFICATIVES.

I.

Rapport sur le Choléra dans l'isthme de Suez en juin et juillet 1865, par
M. Aubert-Roche, Médecin en chef de la Compagnie. (Extrait.)

« Alexandrie, le 29 août 1865.

» ... Le choléra n'a pas été pour nous une surprise...; diverses lettres arrivées
de Suez m'avertissaient de la présence du choléra à la Mecque, parmi les pèlerins.
J'avais écrit au docteur Papathéodor, médecin de la Compagnie dans la circonscription de Suez, de surveiller attentivement les arrivages et de m'avertir de tout ce qui
pourrait intéresser la santé. Une lettre datée du 24 mai me prévenait qu'un premier
bâtiment chargé de pèlerins, et ayant le choléra à bord, venait de débarquer
1500 hommes sur la plage de Suez.

» A dater de ce moment, je crus devoir prendre toutes les précautions nécessaires dans le cas où l'épidémie viendrait nous visiter.... Malheureusement mes
prévisions n'ont pas tardé à se réaliser. J'étais à Alexandrie, surveillant de près ce
qui se passait, au milieu des pèlerins campés sur les bords du canal de Mahmoudieh.
Je savais qu'il y avait eu des cas de choléra *à Suez et en route dans le chemin de
fer* (22 mai à Damanhour, comme il va être dit plus bas), lorsque, le 2 juin, je fus
averti qu'un cas de choléra avait frappé un Égyptien qui travaillait au charbon près
des écluses du canal et transporté à l'hôpital de Raz-el-Tin. C'était l'épidémie qui
commençait....

» Tandis qu'à Alexandrie on ne connaissait pas encore l'existence présente de
l'épidémie, et que les consuls eux-mêmes l'ignoraient, j'écrivis, le 9 juin, une lettre
confidentielle au docteur Companyo, médecin de la circonscription d'Ismaïlia, lui
annonçant la présence du choléra, et, le 10, je prévenais M. le Directeur général
des travaux de ce qui se passait, afin qu'il ordonnât certaines mesures de salubrité
et fît désencombrer les logements d'ouvriers. Enfin, le 12, avant même que l'épidémie *fût officiellement* constatée à Alexandrie, j'adressai aux médecins de chacune des circonscriptions de l'isthme la circulaire suivante ;

9

« Alexandrie, le 12 juin 1865.

» Monsieur le Docteur,

» Le choléra est à Alexandrie; plusieurs cas ont eu lieu. Est-ce un fait isolé? Est-ce une épidémie générale qui commence? Dans le doute, je vous avertis, afin que vous preniez toutes les mesures possibles de salubrité.... Les mesures préventives doivent être concertées avec M. l'Ingénieur Chef de division, prises et exécutées en silence sans parler du choléra; il ne faut pas effrayer les esprits, la peur étant le grand auxiliaire de cette maladie.

» Veuillez agréer, etc.

» Le Médecin en chef,

» AUBERT-ROCHE. »

» L'épidémie éclata subitement dans l'isthme, au kilomètre 42 du canal d'eau douce, puis au Serapeum. Malgré cette attaque imprévue, les docteurs Zuridi et Chabassy firent courageusement face à l'orage; ils suffirent à tout, aidés par divers employés et même par de simples ouvriers qui furent admirables de dévouement. L'épidémie était presque terminée lorsque malheureusement le docteur Zuridi périt victime du choléra. Nous jugeâmes prudent, devant l'effet moral produit par cette mort, de faire évacuer momentanément le chantier.

« C'est à Ismaïlia que nous étions destinés à soutenir la plus rude attaque.'... Le docteur Companyo, en véritable ancien médecin militaire, dirigeait avec calme et fermeté le service, comme sur un champ de bataille.

» Au seuil d'El-Guisr, l'épidémie ne s'est pas manifestée avec la même violence qu'à Ismaïlia, les moyens ordinaires ont suffi. M. le docteur Fibich a pu faire face à tous les besoins, et il l'a fait, pour son début dans l'isthme, avec zèle et intelligence.

» Kantara a été exempt de l'épidémie, bien que sa position sur la route de Syrie en Egypte et comme station entre Ismaïlia et Port-Saïd parût en faire un des points les plus menacés; il n'y a eu que des cholériques de passage.....

» Le choléra, qui venait de s'abattre sur Ismaïlia et qui y régnait encore, avait mis en fuite une grande partie des ouvriers grecs; ils s'étaient entraînés les uns les autres vers Port-Saïd, et nous avions appris que, sur leur route, ils avaient laissé des cholériques; le télégraphe nous annonçait des arrivages compacts d'émigrants et des cas de choléra parmi eux.

» Le danger était imminent à Port-Saïd;... comme à Ismaïlia nous sommes restés maîtres du terrain....

» A Suez le choléra ne s'est manifesté sur nos chantiers que par cas isolés. Chaque jour le médecin visitait les chantiers et indiquait les mesures hygiéniques qui pouvaient être employées. Lorsqu'un cas de cholérine ou de choléra se déclarait, il était soigné soit à domicile, soit à l'ambulance de la Compagnie. Le docteur Papathéodor étant tombé malade et n'étant pas encore remplacé, nous avons dû envoyer quelques cholériques à l'hôpital européen de la ville de Suez....

» Marche du choléra. — En mai 1865, l'épidémie est constatée à Djedda et à la Mecque. 150 000 pèlerins y étaient réunis; les cadavres restaient sans sépulture dans les rues.

» Le 19 mai, arrive à Suez le premier navire venant de Djedda, vapeur anglais chargé de 1500 pèlerins et ayant jeté pendant la traversée des morts à la mer.

» Le 21 mai, des cas de choléra sont constatés à Suez sur le capitaine du navire et sa femme; ils ont été traités par le docteur Papathéodor, médecin de la Compagnie.

» Le 22 mai, un cas de choléra est reconnu à Damanhour, près d'Alexandrie, dans un convoi de pèlerins venant de Suez à Alexandrie, par le docteur Fibich, médecin de la Compagnie du canal et qui se rendait à son poste.

» Du 22 mai au 1er juin, plusieurs milliers de pèlerins ont débarqué à Suez et sont venus camper à Alexandrie, près du canal de Mahmoudieh.

» Le 2 juin, un premier cas de choléra se manifeste parmi les habitants d'Alexandrie qui demeuraient au milieu des pèlerins.

» Le 5 juin, deux autres cas se déclarent dans les mêmes conditions.

» A partir de ce moment les cas vont en augmentant; jusqu'au 12 il se manifeste dans le même foyer.

» L'invasion du choléra est complète dans Alexandrie; de là il remonte vers l'intérieur, se déclare à Tautah, au Caire, à Zagazig, puis dans les chantiers de l'isthme de Suez.

» Le transport du choléra de Djedda à Alexandrie par les pèlerins revenant de la Mecque est un fait. Cette masse d'hommes arrivant d'un foyer de choléra, faisant eux-mêmes foyer, ont constitué à Alexandrie un foyer qui, de là, s'est étendu sur toute l'Égypte.

» S'il est facile de suivre la marche de l'épidémie dans son ensemble, de constater son point de départ d'un pays et son arrivée dans un autre, il n'en est plus de même lorsqu'il s'agit des localités.... Ainsi, la maladie arrive par Suez, traverse l'Égypte et se fixe à Alexandrie; de là elle rayonne, frappe à droite, à gauche, sévit avec intensité sur un point, peu sur un autre, épargne telle ou telle localité, sans que l'on puisse trouver une raison de son mode d'action. Il semble que le démon épidémique a des caprices.

» L'examen de chacune des localités de l'isthme de Suez va nous fournir une nouvelle preuve de cette manière d'agir.

Choléra dans l'isthme. — *Toussoum.* — Le premier cas de choléra a eu lieu dans cette circonscription le 16 juin, sur un ouvrier employé aux terrassements d'une écluse située sur le canal d'eau douce, au kilomètre 42 dans le désert. Le choléra ne régnait alors ni à Zagazig, ni à Suez. J'ai constaté que, depuis plus d'un mois, il n'était pas arrivé de nouveaux ouvriers dans ce campement. J'ai inspecté les lieux : les terrains sont secs, les barraques bien espacées, aérées; il n'existe aux environs aucune trace d'insalubrité. C'est le désert, avec un sol nu, aride. Le 16, le choléra n'existait pas encore au Caire; il était concentré dans Alexandrie, à 250 kilomètres environ. Il n'a éclaté à Zagazig que le 20 et à Suez le 22. Le 18, deux attaques nouvelles eurent lieu, et la maladie continua, s'étendant au Scrapeum, autre campement de la circonscription. Du 16 juin au 14 juillet, il y a eu parmi les Européens 28 attaques et 16 morts sur une population de 200 personnes environ. Le docteur Zuridi ayant succombé à l'épidémie, la terreur se répandit, et les campements durent être momentanément évacués.

» Ce fait mérite une attention toute spéciale. Si, comme on va le voir, les premiers cas de choléra, dans les autres circonscriptions, peuvent se rattacher à d'autres cas antécédents; si, dans Alexandrie, l'épidémie se déclare *après l'arrivée des pèlerins infectés du choléra;* si, à Tautah, au Caire, à Zagazig, on suit la trace de la maladie, ici on ne trouve rien : le premier cas de choléra a lieu sans que l'on puisse indiquer une filiation quelle qu'elle soit; il ne peut être attribué qu'à un rayonnement des foyers de choléra qui existaient à Alexandrie, ou de ceux apportés par les pèlerins débarqués à Suez.

» *Ismaïlia.* — Le premier cas de choléra a eu lieu dans cette circonscription le 24 juin; l'épidémie était alors à Zagazig en pleine croissance; des fuyards étaient venus se réfugier à Ismaïlia, d'autres avaient traversé cette circonscription, se rendant à Port-Saïd pour s'y embarquer; enfin, depuis le 16, le choléra régnait au kilomètre 42 du canal d'eau douce.

» S'il existe, je ne dirai pas dans l'isthme, mais dans le monde entier, une localité salubre, c'est Ismaïlia. Je défie l'hygiéniste le plus exigeant de trouver ici une cause d'insalubrité capable de fixer une épidémie ou de former un foyer. Aussi l'apparition du choléra à Ismaïlia et la vigueur avec laquelle il a sévi serait un fait incompréhensible, inexplicable, sans le rayonnement des foyers.

» Le choléra s'est abattu sur Ismaïlia comme une trombe, enlevant 176 individus en 7 jours. L'épidémie a duré 28 jours; il y a eu 352 attaqués et 228 décès sur une population de 4000 âmes environ, rapidement réduite à moitié par la fuite. Chez les Européens, dont la population était de 2500 environ, les attaqués ont été de 182 et les décès de 108. Parmi les Arabes et le cawas du gouvernement, la mortalité a été de 120 sur une population de 1500 environ. Quant aux attaqués indigènes, il a été impossible de les connaître....

» *Suez.* — Le choléra, à Suez, mérite une mention toute particulière. On a vu que la maladie s'était introduite en Égypte par cette ville avec les pèlerins; que le 20 mai, deux jours après l'arrivée du premier navire, le capitaine et sa femme étaient atteints du choléra, et traités par le médecin de la Compagnie, le docteur Papathéodor. Dans les documents du service de santé existe un tableau nominatif des Européens atteints de choléra et de cholérine jusqu'au 31 juillet; il constate qu'après le passage des pèlerins il y eut çà et là quelques cas de choléra, mais peu graves ; tous guérirent facilement. Ce ne fut que le 22 juin, c'est-à-dire plus d'un mois après le premier arrivage, qu'eut lieu le premier cas mortel. Nous devons ajouter que, dans cet intervalle, il est débarqué à Suez près de 20 000 pèlerins, tous plus ou moins infectés, et que l'on s'est empressé de les envoyer à Alexandrie afin de les embarquer pour l'Europe ou ailleurs.

» Malgré cette infection réitérée à laquelle Suez a été soumise, l'épidémie a eu de la peine à se constituer. Sur le chantier de l'écluse de communication, entre le canal d'eau douce et la mer Rouge, il n'y a eu pendant longtemps que des cholérines ; ce n'est que vers la fin de l'épidémie que tout à coup nous eûmes, parmi les travailleurs grecs, une série de cas graves et mortels : neuf cas en quatre jours, puis rien ; le choléra avait disparu. La circonscription de Suez comptait à peu près 200 travailleurs, ouvriers et employés ; 22 ont été attaqués : 8 sont morts, 14 ont été guéris.

» Quant à l'importation du choléra à Suez par les pèlerins, c'est un fait qu'il suffit de constater. Nous reviendrons sur ses conséquences, tant pour la Compagnie que pour l'Europe....

CONCLUSION.

» Le choléra ne s'est pas développé spontanément dans l'isthme ; il y a été importé par des foyers....

» Il est constant :

» Que le choléra a été importé en Égypte par les pèlerins revenant de la Mecque ;

» Que nulle précaution, hygiénique ou autre, n'a été prise contre cette importation prévue et contre le développement de la maladie.

» Or, au point de vue spécial de la Compagnie, le choléra, importé en Égypte, étant passé dans l'isthme sur nos chantiers, nos travailleurs ayant été frappés, les travaux suspendus ou ralentis, par conséquent les intérêts de la Compagnie lésés, nous avons le droit de réclamer hautement et d'intervenir dans la question....

» Le choléra, importé en Égypte, étant passé en France et en Europe, la vie et les intérêts européens étant atteints non-seulement en Égypte, mais en Europe, la France et l'Europe doivent prendre ou imposer des mesures contre l'importation de la maladie en Égypte.

» C'est non-seulement un droit, mais un devoir ; sinon, elles seront périodiquement ravagées par le choléra qui, pour se rendre en Europe, prend la route de l'Égypte.

« Le Médecin en chef,

« Aubert-Roche. »

(Voyez l'Isthme de Suez, Journal de l'Union des deux mers, du 15 septembre 1865, n° 221.)

II.

Rapport sur le Choléra à Ismaïlia, par le docteur Louis Companyo, chef
du service de santé de la circonscription. (Extrait.)

» Ismaïlia, le 15 août 1865.

» Monsieur le Médecin en chef,

» Depuis la réception de vos lettres confidentielles d'Alexandrie, des 9 et 10 juin,
qui nous annonçaient l'apparition du choléra à Alexandrie, j'ai très-attentivement
examiné tous les malades qui m'ont été présentés et surveillé de plus près les malades en traitement dans nos hôpitaux.

» Ils étaient assez nombreux en ce moment, par suite de l'envoi des malades de
Serapeum à Ismaïlia. Ceux qui étaient atteints de diarrhée, de dyssenteries ou
d'autres affections du tube intestinal, assez fréquentes et graves d'ordinaire dans
cette saison, ont été l'objet d'une attention toute particulière....

» Le 17 juin, à ma visite du soir, je reçus de Serapeum, avec une lettre du docteur Chabassi, un malade grec, provenant du campement du kilomètre 42; il était
atteint de dyssenterie depuis plusieurs jours; était très-pâle, très-maigre et présentait, à son arrivée, tous les symptômes d'un cas de choléra bénin; le symptôme
prédominant était l'aphonie; la médication la plus active ne put enrayer la maladie,
et il est mort le 24 juin.

» Le choléra avait éclaté à Zagazig; le 20 est la date officielle donnée par l'autorité pour son invasion; au dire de quelques personnes, l'épidémie sévissait déjà à Zagazig depuis le 15 ou le 16. Le fléau était à nos portes, et déjà le 19 le docteur Ibrahïm
me disait confidentiellement dans une lettre qu'il venait de constater le décès d'une
femme, à Tel-el-Kebir, par le choléra; que cette femme arrivait d'un marché qui
avait eu lieu dans un village situé à quelques kilomètres de Zagazig. Le 19 juin j'eus
l'occasion d'aller au Serapeum et je visitai tous nos chantiers du canal d'eau douce,
branche de Suez; il n'y avait rien au Serapeum, rien absolument sur nos chantiers;... mais nous ne devions pas être longtemps tranquilles; le choléra était à
nos portes et devait bientôt fondre sur nous.

» L'épidémie faisait d'affreux ravages à Zagazig; les Grecs et les Italiens établis
dans cette localité se sauvaient en grand nombre et venaient dans le centre de
l'isthme, à Ismaïlia, pour fuir le fléau et se rendre de là à Port-Saïd....

» Le 23, à ma visite du soir, je constatai à l'hôpital le premier cas de choléra,
franc et parfaitement caractérisé, chez un homme nommé Maingaud, des chantiers
de l'entreprise Borel Lavallée et Cⁱᵉ, qu'il avait quittés pour aller travailler aux
chantiers de draguage du canal d'eau douce, branche de Zagazig. Entré le 15, pour

une dyssenterie très-grave et dans un état épouvantable de faiblesse et de maigreur, la position s'était sensiblement améliorée, et il mangeait depuis deux jours lorsqu'il fut pris, dans l'après-midi du 23, d'une véritable attaque de choléra avec algidité, cyanose, sueurs visqueuses, vomissements et selles risiformes; des infusions de camomille et de tilleul chaudes, une potion avec l'acétate d'ammoniaque à haute dose et *fortement opiacée*, des frictions avec une solution ammoniacale au dixième et des sinapismes finirent par triompher de cet état, qui se prolongea jusqu'au lendemain; il était en pleine convalescence le 25, et, comme il était très-faible, il resta à l'hôpital et y séjourna pendant une partie de la période épidémique, sans être repris des mêmes symptômes, bien que je sache qu'il ait commis plusieurs fois des excès ; il sortit enfin parfaitement guéri pour reprendre le travail le 4 juillet....

» Dès le 24, l'influence épidémique est parfaitement établie à l'hôpital comme en ville, et dans la partie de la ville qui s'étend le long des quais et sur nos chantiers des écluses, sans pénétrer dans l'intérieur.

» Ce qui se passait sous mes yeux était de nature à me faire craindre que nos hôpitaux ne fussent insuffisants pour une épidémie exceptionnelle....

» ... Le 29 juin, il ne m'était plus possible, malgré toute ma bonne volonté, d'en recevoir dans les bâtiments de l'hôpital et de la première ambulance déjà remplie par des malades provenant de la première évacuation du Serapeum.

» M. le Président, dont l'arrivée à Tell-el-Kébir venait d'être signalée, ayant été prévenu, donna l'ordre de mettre la maison Sciama à ma disposition....

» Ce que je viens de dire a rapport aux hôpitaux européens.... Le 24 juin, nous avions dans les salles 26 malades en traitement pour des affections diverses; sur ces 26, 12 ont contracté le choléra et 9 sur les 12 sont morts très-promptement. Ce fait est très-important à noter ; il suffirait seul à démontrer d'une manière irréfutable la nature épidémique de l'affection qui désolait nos chantiers et notre ville.

» Le choléra avait commencé à faire des victimes en ville le 25 juin, c'est-à-dire le même jour à l'hôpital : il s'était enfermé dans les chantiers et les maisons qui longent le quai Méhémet-Ali, depuis le village arabe jusqu'à la maison de M. l'Ingénieur chef de division, s'était étendu aux transports et en arrière jusqu'à l'hôtel des Voyageurs.... Il avait envahi le village arabe entier, s'était propagé au quartier des marchands et hôteliers européens, où il se révèle, dès les premiers jours, par plusieurs cas mortels ; il avait atteint le village grec, la cité ouvrière, l'usine hydraulique,... il avait gagné le chantier de la deuxième écluse, Timsah-lac, et le casernement des Bretons.

» Les fuyards de Zagazig, Grecs et Italiens, avaient encombré l'hôtel des Voyageurs et les auberges du quartier des marchands européens, et du village grec. C'est dans le voisinage des transports et des maisons que nous avons signalé comme offrant les premiers cas de choléra, que les arrivages ont lieu; c'est dans le voisinage du lieu des arrivages et dans tous les quartiers où se sont répandus et logés les immigrants que le choléra débute ...

» ... Ma conviction, pour notre ville, est que le choléra nous est arrivé directement de Zagazig, et par l'air et par les immigrants; pourquoi n'en serait-il pas ainsi ? N'en a-t-il pas été de même pour Alexandrie, où le choléra a pris naissance, pour se répandre de là dans toute l'Égypte ? N'est-ce pas autour des quartiers où ont campé et séjourné les pélerins venant de la Mecque que le choléra a commencé ?... Il est impossible de le nier.

» ... A partir du 30 juin et dans la nuit du 30 au 1er juillet, le fléau s'étend dans la portion de la ville européenne épargnée jusqu'à ce jour et habitée par les employés de la Compagnie. Il frappe un ouvrier français employé comme maître sellier aux transports : notons le fait, car il est remarquable, le premier frappé vient des transports.

» Voici un fait qui a une certaine importance. Une famille maltaise, composée de 2 dames et 6 enfants, vient habiter Ismaïlia, dans le quartier des marchands européens, le 20 ou 21 juin, quittant Alexandrie et traversant Zagazig. Dès son arrivée la mère des 6 enfants est prise; sur les 6 enfants, 5 ont successivement le choléra; prise le 28, la mère meurt le 30, et l'une des filles, prise le 29, succombe le 2 à 10^h 30^m du soir. Les 4 autres enfants entrent vite en convalescence, mais l'un traîne longtemps pris d'ulcérations aux mollets, ulcérations consécutives à des plaies occasionnées par des sinapismes.

» C'est encore à l'hôpital arabe que le choléra débute pour les Arabes, le 25, en frappant un cawas du Gouvernement, en traitement, depuis le 21, pour une affection gastro-intestinale; le même jour un saïs entre avec tous les symptômes du choléra et meurt dans la journée. Il commence aussi le 25 en ville : du 24 au 25 juillet, 6 malades, sur 13 qui étaient en traitement à l'hôpital arabe, sont pris du choléra, et 4 sur les 6 succombent : le mouvement pour l'hôpital arabe est insignifiant;... rien d'étonnant pour ceux qui connaissent les habitudes des Arabes, qui ont beaucoup de peine à se décider à entrer dans les hôpitaux et faire appel aux soins des médecins.

» Je termine ici. Je serai heureux si ces notes peuvent vous venir en aide pour tracer l'historique et la marche de cette terrible épidémie, qui prend naissance à Alexandrie, à la suite de l'arrivée des pélerins de la Mecque, qui constituent le premier foyer d'infection, pour irradier de ce point dans toute l'Égypte et envahir notre isthme....

» Dr L. COMPANYO,
» Chef du service de santé de la circonscription d'Ismaïlia. »

(*L'Isthme de Suez,* ibid.)

NOTICE DES TRAVAUX SCIENTIFIQUES

DE

M. Gabriel GRIMAUD DE CAUX.

---

1. *Essai sur la physiologie humaine.*

(Paris, 1825.)

C'est le premier ouvrage de l'auteur. A cette époque, les journaux n'avaient point d'annonces, et le système des éloges à prix d'argent n'était pas en vigueur. D'ailleurs il n'aurait pas été à la portée de l'auteur, jeune alors, et débutant dans la république des lettres et de la science.

La *Revue médicale*, la *Bibliothèque médicale*, etc., en rendirent un compte avantageux sous le rapport de la science.

Le *Pilote* du 10 janvier 1826 disait en terminant son article : « Le plus bel éloge que l'on puisse faire du livre de M. Grimaud de Caux, c'est de dire que, bien que rempli de vérités sérieuses, il se fait lire avec tout l'intérêt d'un roman. »

La *Quotidienne* du 25 mars suivant s'exprimait ainsi : « Un style clair, animé, élégant même, répand du charme jusque sur les plus petits détails de cette production. Les questions les plus difficiles y sont traitées avec un vrai talent, et, ce qui est rare dans les œuvres de nos jeunes docteurs, la religion et la morale n'ont ici rien à redouter de l'orgueil du demi-savoir. »

Le *Constitutionnel* du 9 août de la même année disait : « C'est avec beaucoup de clarté et un grand talent d'analyse que les principales fonctions de l'organisme y sont décrites et discutées... Il importe de recommander à l'attention un livre mûri par le travail et écrit avec conscience, dans un moment où le charlatanisme exploite la science avec tant d'audace. »

2. *Physiologie de l'espèce : Histoire de la génération de l'homme, précédée de l'étude comparative de cette fonction dans les divisions principales du règne animal.* (En commun avec M. Martin Saint-Ange.)

(1 volume in-4, avec un atlas de 24 planches. Paris, 1837 ; chez H. Cousin, éditeur.)

La pensée générale de ce livre est nettement exprimée dans le passage suivant de l'introduction : « Le fait universel que nous voulons étudier et décrire a été consacré chez tous les peuples sous le nom de *mariage*. Selon la loi religieuse, le mariage est un sacrement; selon la loi civile, c'est un contrat sanctionné par le magistrat de la cité; selon la loi de la nature, c'est une fonction de l'organisme. Or, sous ces trois points de vue, le mariage offre à étudier une foule de questions dont la solution légitime importe à la fois à la religion, pour l'observance discrète de ses préceptes salutaires; à la société, pour lui garantir une vigueur permanente et productive dans les populations qui la fondent et qu'elle gouverne; aux individus, enfin, pour le bon emploi des forces les plus précieuses de l'animalité. »

Un extrait du Rapport de M. Bory de Saint-Vincent montrera l'accueil fait à l'ouvrage par l'Académie des Sciences, dans sa séance du lundi 28 août 1837.

10

« Ce travail important consiste en un volume in-4 qu'accompagne un magnifique atlas de vingt-quatre planches. Les auteurs sont déjà connus dans le monde savant et littéraire ; l'Académie se rappelle les belles recherches du second sur les cirripèdes et sur la circulation du sang, qu'elle a couronnées. Quant au premier, il s'est plus particulièrement appliqué à rendre certaines branches de la science, notamment la physiologie et l'hygiène, familières à toutes les classes de lecteurs ; la publication de deux ouvrages distingués l'ont mis au rang des auteurs qui écrivent le mieux sur des matières difficiles à faire lire. Avant d'unir leurs efforts pour traiter l'*Histoire de la génération*, MM. Grimaud de Caux et Martin Saint-Ange s'étaient déjà essayés conjointement sur deux autres questions capitales en histoire naturelle, la *monstruosité* et les *métamorphoses*, considérées dans la série animale, de sorte qu'ayant parfaitement appris à s'entendre, ils ont, dans cette nouvelle circonstance, réparti leur contingent de collaboration selon leurs aptitudes diverses. Ainsi, la rédaction du texte, la distribution du plan et tous les travaux littéraires qui en sont la conséquence, ont formé le lot de M. Grimaud de Caux ; le dessin des belles figures qui remplissent les planches, les études et les préparations anatomiques qu'elles ont nécessitées ont été exclusivement dévolues à M. Martin Saint-Ange.

» L'Académie des Sciences n'a point à s'occuper du mérite littéraire des œuvres qui lui sont soumises ; toutefois, les secrets du style ne lui sont pas tellement étrangers qu'elle n'apprécie le mérite du coloris qu'il peut répandre sur les matières les plus graves.

» Marchant sur les traces des meilleurs maîtres, M. Grimaud de Caux rend avec clarté, avec élégance, mais surtout avec une convenance parfaite, les choses les plus difficiles à exprimer dans notre langue délicate et trop souvent rebelle.

» Les planches de la *Physiologie de l'espèce* contiennent des figures nouvelles et des détails anatomiques jusqu'à ce jour négligés ou mal rendus. Ainsi la VIIe, qui est consacrée à l'étude de l'organe sécréteur, la XIe, qui donne une anatomie nouvelle de la glande mammaire, et la XIIe, où sont représentés les faits les plus importants de l'embryologie, méritent de fixer l'attention de nos collègues qui sont profondément versés dans ces sortes d'études.

M. Martin Saint-Ange a reproduit dans la XIIe planche quelques figures de son beau travail sur la circulation du sang dans les quatre classes d'animaux vertébrés, celles qui sont relatives aux fonctions de la veine primogéniale dont la formation coïncide avec les premiers instants du développement du poulet ; on y remarque aussi avec intérêt une nouvelle étude de l'œuf des oiseaux, et notamment la théorie de la formation des chalazes et de la constitution physique de la membrane vitelline.

» L'histoire de l'embryologie a été traitée avec une clarté et une précision dignes d'éloges. Sobres de théories et d'explications hypothétiques, les auteurs se sont sévèrement tenus dans la limite des faits constatés.

» L'ouvrage est divisé en trois parties : la première partie comprend l'anatomie et la physiologie de la fonction considérée dans la série animale ; la seconde partie, consacrée à la génération de l'homme exclusivement, contient l'exposition des vérités hygiéniques et médicales qui y sont relatives ; enfin, la troisième partie, sous le titre de *Morale et législation appliquées*, est, en quelque sorte, une conséquence physique, un corollaire des deux autres. En traitant les questions du *divorce*, de la *majorité* et du *célibat*, du point de vue où ils ont su se placer, ils ont jeté les plus vives lumières sur divers points de législation jusqu'ici trop controversés. Si leur ouvrage était médité par les hommes qui sont appelés à préparer ou à faire des lois, les codes y gagneraient plus que ne le pense une certaine classe de docteurs qui semblent ne pas se douter jusqu'à quel point les règles de tout droit réel sont écrites dans le grand livre de la nature.

» BORY DE SAINT-VINCENT.

» Ce 28 août 1837. »

Les travaux sur la *monstruosité* et les *métamorphoses* dont parle M. Bory de Saint-Vincent font partie du *Dictionnaire d'Histoire naturelle* qui se publiait alors sous la direction de M. Guérin Méneville, et auquel l'auteur a fourni des articles nombreux et importants. Il suffit de citer les suivants : MÉDECINE HUMAINE, MÉMOIRE, MENSTRUATION, MÉTHODE, NATURE, NOURRITURE, OVOLOGIE, OLFACTION et ODEUR, PARFUMS, PAROLE, PASSIONS, PHYSIOLOGIE, etc.

3. *Considérations hygiéniques sur les eaux en général, et sur les eaux de Vienne en particulier.*

(Paris, 1839.)

Cet opuscule est le premier résultat des études pratiques de l'auteur concernant une des parties les plus importantes de l'hygiène publique.

Il a été composé, à la fin de 1838, à la suite d'un premier séjour que l'auteur a fait dans la capitale de l'Autriche.

La statistique démontre qu'à Vienne la mortalité est de beaucoup supérieure à celle que l'on a constatée pour la capitale de la France. Ainsi, à Vienne, il y a annuellement 1 mort sur 22 vivants ; à Paris, 1 sur 33.

L'auteur a recherché les causes de l'excès de mortalité de Vienne, en étudiant les conditions du climat, et il a trouvé, dans l'analyse de toutes les sources d'eau qui servent à l'alimentation de la population de Vienne, des raisons suffisantes pour croire que le régime des eaux y entre pour la plus grande part.

Le tableau de l'analyse de l'eau des dix aqueducs qui abreuvent Vienne indique en effet, dans les eaux, une quantité excessive de sels ; il était naturel de penser qu'une boisson aussi impure devait avoir une puissante influence sur la salubrité publique et sur la mortalité.

4. *Note sur un moyen de traiter les eaux publiques avec de la laine.*

(In-folio. Paris, avril 1841.)

Cette Note a été publiée à l'occasion d'un Rapport fait à l'Académie de Médecine sur les avantages de la tondaille de laine appliquée à la clarification des eaux.

L'auteur, s'appuyant sur son expérience personnelle, s'est élevé dans cette Note contre la facilité avec laquelle l'Académie avait accueilli un procédé si peu rationnel et même dangereux si on en faisait la base d'un traitement quelconque des eaux publiques.

La laine n'est pas une substance inerte, elle s'imprègne de toute sorte de miasmes avec la plus grande facilité ; c'est en outre une matière animale éminemment fermentescible et putrescible. La laine humide développe *à toutes les températures, même au-dessous de zéro,* une odeur pénétrante presque ammoniacale, qui est un véritable symptôme de putridité. C'était donc une chose fort grave que de vouloir en recommander l'emploi.

5. *Des moyens propres à donner aux eaux publiques la température et la limpidité exigées.*

(*Comptes rendus*, t. LI, p. 346.)

6. *De l'aménagement et de la conservation de l'eau de pluie, pour les besoins de l'économie domestique, dans les habitations rurales et les communes dépourvues d'eau courante.*

(*Comptes rendus*, t. LI, p. 490.)

10..

Nota. — Dans la séance publique annuelle tenue le lundi 6 février 1865, sous la présidence de M. le Général Morin, la Commission a jugé les études qui précèdent dignes de récompense. Elle s'est exprimée en ces termes : « Les travaux d'hygiène appliquée sont, en raison de leur importance, au premier rang parmi ceux que la Commission des prix de Médecine est appelée à récompenser. Les études que M. Grimaud de Caux a publiées dans cette voie sont le résultat d'une expérience de trente années.... » (Commissaires : MM. Rayer, J. Cloquet, Jobert de Lamballe, Velpeau, Flourens, Longet, Serres, Milne Edwards, Claude Bernard rapporteur.)

18. *Sur la constitution de la lagune de Venise et les moyens qu'elle suggère pour l'assainissement de la Tamise.*

(*Comptes rendus*, t. L, p. 147.)

19. *Note sur les citernes de Venise.*

(*Comptes rendus*, t. LI, p. 123.)

20. *Des puits forés à Venise. Résultats définitifs de l'expérience concernant l'application des eaux artésiennes à l'alimentation de cette ville.*

(*Comptes rendus*, t. LII, p. 724.)

21. *Du climat et en particulier des lieux de Venise.*

(*Comptes rendus*, t. LVII, p. 89.)

22. *Note sur le climat de la ville de Vienne (Autriche).*

(*Comptes rendus*, t. LIV, p. 45.)

Nota. — Indépendamment de ses travaux sur Vienne et Venise, pendant les années écoulées de 1843 à 1850, l'auteur a fait des études locales sur les eaux publiques et l'hygiène générale de Trieste, Pesth, Vicence, Udine, Prague, Berlin, Hambourg et Londres.

Une grande partie des études concernant Venise et Trieste ont été publiées en langue italienne dans la gazette privilégiée de Venise et dans l'*Observateur* de Trieste. Tout ce qui concerne les autres villes mentionnées est en portefeuille.

23. *De l'isthme de Corinthe : sa topographie et son nivellement. État actuel des travaux entrepris par les Romains pour unir les deux mers.*

(*Comptes rendus*, t. LIV, p. 929.)

24. *Isthme de Corinthe. Conditions fondamentales de l'exécution matérielle du percement.*

(*Comptes rendus*, t. LV, p. 195.)

25. *Note sur l'isthme de Corinthe. Conditions hygiéniques relatives à l'exécution des travaux de percement.*

(*Comptes rendus*, t. LV, p. 388.)

26. *Des eaux publiques de Marseille et de leur influence sur le climat de cette ville.*

(*Comptes rendus*, t. LVIII, p. 1144.)

27. *Du canal de Marseille. Indications théoriques et pratiques relatives à l'emploi des eaux de la Durance dans l'économie domestique et dans l'industrie.*

(*Comptes rendus*, t. LIX, p. 283.)

28. *Du canal de Marseille et de l'aménagement de ses eaux dans la rigole de Longchamp.* (Deux Notes.)

(Comptes rendus, t. LIX, p. 254 et 586.)

29. *Du canal de Marseille : branche mère et prise d'eau.*

(Comptes rendus, t. LIX, p. 608.)

30. *Du canal de Marseille et de son limon dans leurs rapports avec la Crau et les marais qui bordent cette plaine.*

(Comptes rendus, t. LX, p. 122.)

31. *Du limon de la Durance : détermination du point précis où il peut être éliminé du canal de Marseille et dirigé le plus facilement sur la Crau, pour le colmatage et la fertilisation de cette plaine.*

(Comptes rendus, t. LX, p. 916.)

32. *Du canal de Marseille. Résultat définitif des études spéciales et application.* (Mémoire accompagné de plans et devis.)

(Comptes rendus, t. LXI, p. 37.)

Les études précédentes concernant le canal de Marseille ont fixé l'attention de l'Académie, et elles ont été l'objet d'un long Rapport qui est lui-même une œuvre remarquable. La Commission se composait de MM. Dumas, Peligot, Morin rapporteur. Ce Rapport, dont les conclusions ont été adoptées à l'unanimité par l'Académie, se termine ainsi :

« L'importance des questions soulevées par les recherches persévérantes de M. Grimaud de Caux sur le service du canal de Marseille, et sur les améliorations dont il est susceptible, nous a engagés à donner à ce Rapport une étendue un peu inusitée : mais il nous a semblé qu'en appréciant à toute leur valeur les études de l'auteur et le dévouement qui le pousse à les poursuivre depuis plusieurs années, il pourrait être utile d'appeler son attention et celle des ingénieurs qui auront à examiner ses projets sur certaines parties délicates qui exigeront une étude fort détaillée des moyens d'exécution.

» Nous avons cru que, quand il s'agit d'une cité qui déjà joue dans les relations commerciales et maritimes de la France un aussi grand rôle que la ville de Marseille, et à laquelle l'avenir réserve encore de plus vastes destinées, il était bon qu'une question de cette nature fût examinée sous plusieurs faces et avec les indications qu'une Commission de l'Académie pouvait y ajouter.

» Sans nous prononcer, quant à présent, sur les moyens proposés par M. Grimaud de Caux pour améliorer le service des eaux du canal de Marseille, nous croyons qu'ils sont rationnels et réalisables, sans entraîner dans des dépenses hors de proportion avec l'importance des résultats à obtenir, et, par ces motifs, nous proposons à l'Académie de décider qu'il y a lieu de remercier M. Grimaud de Caux de son intéressante communication, et de l'engager à poursuivre l'étude et la réalisation de ses projets. »

33. *Des quarantaines et de leur objet.*

(Comptes rendus, t. LXI, p. 325.)

34. *Études sur le choléra faites à Marseille en septembre et octobre 1865.*
(Trois Mémoires.)

(*Comptes rendus,* t. LXI, p. 591, 631 et 672.)

35. *Théorie générale du choléra déduite de ses phénomènes primitifs et de son traitement.*

(*Comptes rendus,* t. LXI, p. 1156.)

A l'occasion des études sur le choléra, l'Académie a accordé une indemnité à l'auteur « pour l'acte de dévouement spontané, dit-elle, qu'il a accompli, en allant à Marseille étudier le choléra au plus fort de l'épidémie. »

L'Académie, en outre, a nettement caractérisé son acte honorifique dans les termes suivants : « En lui accordant cet encouragement, l'Académie signale et récompense, autant qu'il est en elle, le courage réfléchi et l'esprit scientifique sous l'influence desquels M. Grimaud de Caux a accompli son œuvre. (Séance publique annuelle du lundi 5 mars 1866, présidée par M. Decaisne, président.)

36. *Des eaux publiques et de leur application aux besoins des grandes villes, des communes et des habitations rurales. Principes fondamentaux concernant la recherche, l'aménagement de l'eau dans tous les pays, la détermination de sa qualité, sa conservation et sa distribution.*

(1 volume in-8 de 348-xvi pages. Paris, 1863.)

L'Académie des Sciences a accordé à cet ouvrage le prix dit *des Arts insalubres*, fondé par M. de Montyon. (Commissaires : MM. Boussingault, Rayer, Dumas, Payen, Chevreul rapporteur.)

Le Rapport est ainsi conçu :

« L'ouvrage de M. Grimaud de Caux s'est présenté à la Commission sous deux aspects, au point de vue général et au point de vue particulier.

» Au point de vue général, tout en rendant justice à la manière dont les faits généraux y sont exposés, au choix des matériaux, à l'esprit d'après lequel ils sont classés, à la clarté et à la distinction du style, la Commission aurait pu hésiter à proposer à l'Académie de décerner un prix à ce livre ; mais en l'examinant au point de vue spécial, et dans ses rapports avec la pensée qui a inspiré la fondation des récompenses qu'elle est appelée à décerner, la Commission a cru qu'en s'abstenant de la présenter comme digne d'un prix, elle serait en désaccord avec la pensée du fondateur.

» Effectivement, en prenant en considération les efforts tentés actuellement chez toutes les nations pour mettre à la portée des populations les meilleures eaux potables et les y mettre en abondance, en voyant l'importance que l'administration française attache non-seulement à la salubrité des lieux où elles sont placées, et, sous ce rapport, aux bons effets de la puissance des cours d'eau pour disperser au loin des matières sortant des usines sans être insalubres, mais susceptibles de le devenir par suite de la putréfaction, la Commission n'a point hésité à proposer de décerner un prix à M. Grimaud de Caux.

» Ce n'est point dans l'isolement d'une bibliothèque où M. Grimaud de Caux aurait compulsé les matériaux de son livre, qu'il a écrit un *Traité général* : c'est comme un observateur des lieux mêmes où de grands travaux ont amené des eaux de source et de rivière, où des citernes ont recueilli et conservé des eaux pluviales ; c'est après avoir vu de ses yeux, donné des conseils et pris part lui-même à des explorations exécutées sur une grande échelle, qu'il a écrit et recommandé les préceptes les plus sûrs pour atteindre le but, en ayant égard aux moyens d'amener les eaux là où on doit les consommer, aux lieux qu'il convient de choisir dans les rivières où on les puise au moyen de pompes. Il a parfaitement apprécié les circonstances qui se présentent lorsqu'on filtre les eaux de rivière dans le sol perméable de leurs berges ; il a montré les causes qui doivent, après un temps plus ou moins long, diminuer la perméabilité du filtre, et dès lors la quantité du liquide filtré qu'il débite.

» Il a montré comment, dans certaines localités, ces filtres, en rendant la limpidité à une eau qui y est entrée plus ou moins trouble, peuvent cependant agir, par leur composition chimique, de manière à rendre en réalité cette eau moins pure qu'elle n'était en y pénétrant.

» D'un autre côté, l'auteur, préoccupé de l'influence des eaux sur la santé des populations qu'elles abreuvent, a consulté la statistique pour savoir si, dans des contrées comparables par le climat, on trouvait dans les éléments recueillis par cette science des faits propres à éclairer sur les maladies qui peuvent atteindre ces populations.

» Enfin, nous ajouterons qu'après avoir étudié sur les lieux mêmes la construction des citernes de Venise et avoir acquis la conviction de leur efficacité pour conserver les eaux pluviales, il a usé de tous les moyens qu'il a à sa disposition pour en propager l'usage dans les communes et les habitations rurales dépourvues d'eau de source et de rivière, et qu'avec un sentiment de véritable philanthropie il a rédigé une instruction pour l'aménagement et la conservation de l'eau de pluie, qu'il a fait tirer à ses frais à plusieurs milliers d'exemplaires, afin de la mettre à l'usage des *agents voyers*. »

37. *Instruction pratique à l'usage des agents voyers.*

(Paris, 1860.)

38. *De la Manière d'enseigner et d'étudier l'Histoire naturelle.*

(*Revue et Magasin de Zoologie,* novembre 1857.)

39. *Mémoire sur les eaux de Paris. Projet de distribution générale.* (Avec une planche dessinée par Adrien Dauzats.)

(Paris, 1860.)

40. *Venise. Histoire de ses puits artésiens, avec documents officiels.*

(Paris, 1861.)

PARIS. — IMPRIMERIE DE GAUTHIER-VILLARS, SUCCESSEUR DE MALLET-BACHELIER,
Rue de Seine-Saint-Germain, 10, près l'Institut.

PARIS.—IMPRIMERIE DE GAUTHIER-VILLARS,
Rue de Seine-Saint-Germain, 10, près l'Institut